Raimund Bayer

Mit 65 fängt ein neues Leben an

Gesund und aktiv im Ruhestand

Ein Ratgeberbuch nicht nur für Menschen im Ruhestand

Mit 65 fängt ein neues Leben an

Gesund und aktiv im Ruhestand

Mit 65 fängt ein neues Leben an

Gesund und aktiv im Ruhestand

Einleitung

Kaum ein anderer Lebensabschnitt ist mit so unterschiedlichen Erwartungen, Hoffnungen, Befürchtungen und Ängsten besetzt, wie der Eintritt in den Ruhestand. Die einen sehnen sich nach ihm, die anderen fürchten ihn. Für viele Menschen ist er etwas Bedrohliches. Er erscheint ihnen als das Ende einer Lebensphase, in der man gestalten konnte, sich realisieren konnte. Doch auf der anderen Seite stehen die Kolleginnen und Kollegen, die sich schon früh in die Krankheit flüchten, um ja bald aus dem Arbeitsleben ausscheiden zu können. Haben sie ihr Ziel erreicht, leben sie auf und genießen ihren Ruhestand.

Herzlichen Glückwunsch, wenn Sie zu der Gruppe gehören, die ihren Ruhestand gelassen erwarten oder sich schon Gedanken gemacht haben, wie sie ihn gestalten werden. Sie gehören zu einer Minderheit. Doch lesen Sie trotzdem weiter. Auch Sie können einiges Lernen oder über die Erfahrungen anderer schmunzeln.

Doch wenn Sie zu der großen Zahl derer gehören, die plötzlich vor einem schwarzen Loch stehen, dann sollten Sie auf jeden Fall weiterlesen. Tun Sie es nicht, dann könnte es Ihnen so gehen, wie den vielen Menschen, deren Lebensweg mich zutiefst berührt hat. Bei ihnen ist ein erschreckender und schmerzhafter Verfall innerhalb kürzester Zeit zu beobachten gewesen. Das Leben auf dem Sofa, vor dem Fernseher oder das Lösen von immer wieder den gleichen Kreuzworträtseln haben diesen Prozess beschleunigt, ohne dass die Betroffenen davon selbst etwas gemerkt haben. Diese Veränderungen ihres

Körpers, das stille Leiden der Seele oder der wirre Kopf wurden häufig mit Medikamenten behandelt. Und meistens waren sich mit dieser Entscheidung Patient und Arzt einig. Die Pharmaindustrie dankte.

Aber kann man all diese Menschen dafür verantwortlich machen? Auf die meisten Lebensabschnitte wird man gezielt vorbereitet. Die Schule vermittelt Wissen für die nächsten Jahrzehnte. Im Studium und später im Beruf wird man ausgebildet, fortgebildet, umgeschult, gebrieft und in Sitzungen, Seminaren und Kongressen auf Veränderung vorbereitet. Nichts soll dem Zufall überlassen bleiben, keine scheinbar sinnvolle Maßnahme ist dabei zu viel oder zu teuer. Und das ist gut – gut für den Einzelnen, gut für die Gesellschaft.

Nicht so bei der Vorbereitung auf den letzten Lebensabschnitt, den sogenannten Ruhestand. Man wird aus dem aktiven Berufsleben „entlassen", tritt in den „Ruhestand" und ist völlig überrascht, dass die Zeit der selbstbestimmten Entscheidungen und der eigenen Verantwortlichkeit plötzlich zur Last und Belastung wird. Nichts von den vagen Vorstellungen und Träumen realisiert sich (von selbst). Und Verantwortung für diese Lebensphase übernimmt erst recht niemand. Es sei denn Sie selbst.

Doch was hat man in den vergangenen Jahren falsch gemacht oder anders: Was kann man besser machen? Was kann oder muss man tun, um die zukünftige Zeit möglichst unbeschwert und mit geringen körperlichen und seelischen Belastungen genießen zu können. Der letzte Lebensabschnitt kann der schönste und glücklichste werden, wenn wir es nur richtig anpacken und das Schicksal es nicht allzu miserabel mit uns meint.

Darum soll es in diesem Buch gehen. Wie kann ich mich auf den dritten Lebensabschnitt vorbereiten? Auf was muss ich achten? Welche Schwerpunkte muss ich mir setzen, um glücklich und gesund bis ins hohe Alter zu bleiben? Was muss ich über Bord werfen, um nicht von überflüssigen und nutzlosen Lasten erdrückt zu werden? Welche Veränderungen erlebe ich in meiner Partnerschaft? Wie kann ich mir im Alter eine beglückende Beziehung erhalten? Wie gehe ich mit körperlichen Gebrechen, Krankheit und Tod um?

Ich selbst bin nach einundvierzig Berufsjahren durch eine Krebserkrankung urplötzlich mit all diesen Fragen konfrontiert worden. Ich habe mich während der Phase meiner Genesung damit beschäftigt und habe dann meinen Ruhestand angetreten.

Ich stelle Ihnen amüsante und ernste Geschichten von Menschen vor, die auf ihre ganz persönliche Art und Weise diesen Lebensabschnitt bewältigt haben. Oft erfolgreich und beglückend, manchmal aber mit enttäuschender Bilanz und bitterer Erfahrung. Bewegend, fesselnd und oft witzig sind diese Episoden auf jeden Fall. Mit Sicherheit können auch Sie daraus Ihre Schlüsse ziehen, damit der Spruch „Alle wollen alt werden, doch keiner will alt sein" seinen Schrecken verliert.

Einen Königsweg werden Sie in diesem Buch leider nicht finden, den gibt es genau so wenig wie Patentrezepte für diese Lebensphase. Jeder Mensch ist anders, jeder hat andere Erfahrungen und befindet sich in seiner ganz persönlichen Situation beim Eintritt in den Ruhestand. Deshalb kann man nichts und niemanden über einen Kamm scheren, aber man kann aus gelungenen Lebensentscheidungen älterer Menschen seine persönlichen Schlüsse ziehen. Denn statistisch gesehen bleiben Ihnen noch 18 bzw. 22 Jahre, um Ihrem Leben wunderschöne Seiten abzugewinnen.

1. Freuen Sie sich auf die Zeit nach der Arbeit

Die meisten von uns kennen den Zeitpunkt ihres Ausscheidens aus dem aktiven Arbeitsleben. Wenn das bei Ihnen auch der Fall ist, dann sollten Sie sich rechtzeitig darauf vorbereiten. Was geschieht mit uns in dieser Zeit?

Wir vermitteln uns selbst zwei wichtige Botschaften. Wir sind bereit, etwas abzuschließen und etwas Neues zu beginnen. Wir bereiten Herz und Verstand auf das Kommende vor und öffnen uns damit als Person für dieses Neue. Diese Haltung ermöglicht es uns, unsere Aufmerksamkeit dahin zu wenden, wo es Informationen, Erfahrungen und neue Möglichkeiten für diesen Lebensabschnitt gibt. Das muss nicht einmal ein bewusster Prozess sein, wie wir ihn aus dem Arbeitsleben kennen. Nein, es ist ein unbewusstes Hinhören und -schauen auf eine neue „Welt". Sie werden erstaunt sein, wie schnell und wie viele Botschaften Sie erhalten. Diese Freude ist Ihre persönliche Eintrittskarte in eine neue Zeit und eine andere Welt. Ist diese Freude nicht da, dann bleibt ihnen diese neue Zeit und ihre Welt weitgehend verschlossen, weil ihr Unterbewusstsein sich dagegen sperrt und alles verdrängt oder filtert, was sich damit beschäftigen will.

Fangen Sie damit rechtzeitig an, denn auch Freude entwickelt sich langsam, braucht Zeit, um sich möglichst umfassend entfalten zu können. Insofern ist dieses Buch nicht nur für Menschen geschrieben, die unmittelbar vor dem Eintritt in den Ruhestand stehen oder schon Rentner oder Pensionäre sind. Es ist für alle, die sich ein glückliches Leben am Ende Ihres Berufslebens wünschen. Deshalb können Sie gar nicht früh genug damit anfangen, sich auf den dritten Lebensabschnitt vorzubereiten.

Und bedenken Sie, dass nicht nur Sie dieses neue Leben genießen wollen. Auch Ihr Partner, Ihre Familie und Ihre Freunde möchten daran teilhaben. Sie sollten deshalb schon frühzeitig alle mit einbeziehen, die Ihnen etwas bedeuten. Zusammen werden Sie den Ausstieg aus dem Berufsleben meistern und gemeinsam die Weichen für ein aktives, gesundes und selbstbestimmtes Leben jenseits des Alltagsstresses stellen.

Was bedeutet aber frühzeitig, werden Sie sich oder mich fragen?

Ein Kollege baute Ende vierzig ein Haus am Bodensee: „Mein Alterssitz", sagte er stolz zu mir. Ich verstand ihn damals nicht, jetzt schon. Ich erinnere mich auch an Gespräche über die Altersvorsorge. Manche lehnten solche Gedanken lächelnd als spießig ab. Heute denken sie anders darüber. Vielleicht zu spät.

1.1 Bereiten Sie Ihren Ausstieg klug vor

Die Ausgangssituation einige Jahre vor dem Ruhestand ist bei jedem Menschen unterschiedlich. Ich habe Kollegen kennengelernt, die diesem Tag entgegenfieberten. Sie sprachen von nichts anderem mehr oder kamen schnell in ihren Gesprächen an diesen Punkt. Viele sehnten sich nach Ruhe, Erholung und weniger Stress, andere wiederum hatten großartige Pläne für die Zeit danach. Sie schwärmten überschwänglich davon, was sie noch alles vorhatten und vergaßen, dass vieles von alledem bestenfalls unter optimalen Bedingungen möglich sein würde.

Die andere Gruppe fürchtete diesen Tag und versuchte schon Jahre davor, sich unentbehrlich zu machen, langfristige Aufgaben oder Projekte zu bekommen oder durch Verträge ihr Ausscheiden hinauszuschieben. Das ging bis hin zu gerichtlichen Auseinandersetzungen um eine Verlängerung der Lebensarbeitszeit. Nicht selten steckte dahinter die Angst vor dem Verlust von Privilegien, Macht oder Selbstwertgefühl, manchmal aber auch die Furcht vor der Einsamkeit und der Leere im Alter.

Unabhängig von Ihren Gefühlen und Vorstellungen, scheint es mir unabdingbar zu sein, sich auf den dritten Lebensabschnitt vorzubereiten. Das Ausharren in Gefühlen der Angst, der Ohnmacht, sich den Tatsachen zu widersetzen oder sie zu verdrängen, bringt Sie erst in eine psychische Notlage, die bis hin zu körperlichen und seelischen Erkrankungen führen kann.

Wie aber können Sie sich auf diesen Lebensabschnitt vorbereiten?

Ganz egal, welche Aufgabe Sie in Ihrem Betrieb übernommen haben, welche Funktion Sie ausüben und welche Rolle Sie spielen, es wird irgendwann vorbei sein. Jemand anderes wird ihre gesamte berufliche Tätigkeit übernehmen (müssen). Sollten Sie plötzlich schwer erkranken, muss das sogar von heute auf morgen geschehen. Keiner ist unersetzlich.

Wenn Sie das alles bedenken, dann sollten Sie frühzeitig lernen loszulassen und Ihr Ausscheiden vorbereiten, denn

- Sie Stärken ihre Rolle noch über das Ausscheiden hinaus, wenn Sie die Weichen für die Zukunft Ihrer Arbeit klug stellen.

- Man wird noch lange an Sie denken, wenn Sie die Nachfolgeregelung in Ihrem Sinne beeinflussen.

- Man wird Ihre Klugheit und Kompetenz loben, wenn Ihre Abteilung durch qualifiziert vorbereitete Mitarbeiter auch ohne Sie meisterhaft weiterarbeitet.

Bauen Sie also in den letzten Jahren ihrer beruflichen Tätigkeit an Ihrem eigenen Denkmal. Spielen Sie nicht den klein karierten, spießigen Vorgesetzten, der mit allen Mitteln an seinem Sessel kleben möchte. Zeigen Sie Größe und Kompetenz. Denken Sie an die Zukunft – an die eigene und die Ihrer Firma.

Was können Sie tun?

Arbeiten Sie weniger, delegieren Sie mehr, damit sich andere in Ihr Aufgabengebiet einarbeiten können. Sie erkennen, wer für Ihren Aufgabenbereiche am besten geeignet ist. Das wird Ihre Kolleginnen und Kollegen motivieren. Sie werden sich in Ihren Bemühungen steigern.

Stärken Sie Ihre Abteilung personell, indem Sie jüngere Mitarbeiter mit besonderen Kompetenzen und Fähigkeiten an sich binden. Machen Sie deutlich, dass Sie einen Nachfolger suchen und diese Nachfolger gerne persönlich kennen und schätzen lernen möchten, dass Sie ihr Fach- und Insiderwissen nur an bestimmte Kolleginnen und Kollegen weitergeben möchten.

Initiieren Sie eine Reihe von Projekten, richten Sie Arbeitsgruppen ein, besetzen Sie Aufgaben und Themen. Aber machen Sie deutlich, dass die Bewältigung all dieser Arbeiten für Sie nicht mehr infrage kommt.

Sichern Sie sich nach oben hin ab und verlangen Sie ein Mitspracherecht bei der Regelung Ihrer Nachfolge. Das stärkt

Ihre Position und macht Sie bei all diesen Maßnahmen glaubwürdig und kompetent.

Mir ist klar, dass diese Empfehlungen nicht für alle gelten. Sie beziehen sich auf mein berufliches Umfeld in einer großen Landesbehörde. Ihre Situation ist vermutlich anders, aber das Prinzip ist das gleiche: Weniger arbeiten, das Ausscheiden vorbereiten, loslassen. Und dabei den Blick nach vorne richten, in die wunderschöne Phase Ihres Ruhestandes.

1.2 Beziehen Sie Ihre Familie mit ein

Sie werden irgendwann häufiger zuhause sein als bisher. Also müssen Sie Ihr Zuhause genauso konsequent darauf vorbereiten, denn dort wird vermutlich zukünftig ihr Lebensmittelpunkt sein. Wenn Sie in einer Beziehung leben, dann sollten Sie eine Menge mit Ihrer Partnerin / Ihrem Partner vorab klären, um nicht danach Probleme oder Konflikte lösen zu müssen. Denn das ist schwieriger und kann eine Beziehung dauerhaft belasten oder auch entzweien. Wenn Sie Kinder und Enkel haben, dann sollten Sie auch rechtzeitig mit Ihnen Ihre neue Rolle oder Ihr neues Zusammenspiel klären. Es lohnt sich auf jeden Fall, wenn hier klare und für beide Seiten vernünftige Absprachen getroffen werden.

Manfred war unser Finanzexperte. Er jonglierte mit Zahlen und Summen. Er kannte jede Finanzierungsmöglichkeit, sei es auf Landes-, Bundes- oder EU-Ebene. Sein Ausscheiden war ein schmerzhafter Einschnitt in unserem Behördenmanagement. Es gab weder einen Nachfolger, der die Finanzierungstricks kannte, noch einen, der die Netzwerke und persönlichen Kontakte hatte. Aber Manfred wollte keinen Tag länger als notwendig im Amt bleiben. Er war – wie er sagte – ausgelaugt und konnte keine

Zahlen mehr sehen. Zu seinem Abschied wünschten wir ihm von ganzem Herzen einen erholsamen Ruhestand.

Ein viertel Jahr später kam er schweren Herzens in mein Büro. Man sah ihm an, dass er eine bedrückende Last mitbrachte. Auf meine Frage, wie es ihm gehe, antwortete er nur: „Es geht gar nichts mehr. Meine Frau und ich sind mittlerweile allerbeste Feinde, wir kotzen uns nur an. Wir reden kaum noch miteinander. Wenn wir es tun, dann aber laut, gemein und zynisch. Es muss 'was passieren, sonst geh' ich vor die Hunde."

Der intelligente, gebildete Zahlenmensch saß zuhause und wusste nicht weiter. Seine über vierzigjährige Ehe schien nach einem viertel Jahr „Ruhestand" fast zerbrochen, genau wie er. Wir trafen uns ein paar Tage später bei einer Flasche Wein und redeten stundenlang über das Leben und sein Leben im Ruhestand.

„Ich war müde, hatte keine Lust mehr, wollte einfach meine Ruhe haben. Ich war mir sicher, dann würde alles von selbst weitergehen. Aber ich fand keine Ruhe, ich tigerte zuhause durch die Räume wie ein gefangenes Tier. Nichts machte mir Spaß. Weder mein Garten noch mein Haus, weder meine Dutzende ungelesene Bücher noch die vielen Artikel, die ich über Monate hinweg ausgeschnitten und gesammelt hatte. Eine Urlaubsreise wurde zum Fiasko, weil ich plötzlich nach Hause wollte. Wo auch immer ich war, ich fühlte mich genau dort nicht wohl. Vorher hatte ich mir nie darüber Gedanken gemacht, weil ich immer davon ausging, dass alles von selbst geht. Man müsste nur Zeit und Muße haben. "

Mittlerweile wusste Manfred, dass er einem Irrtum verfallen war. Nichts geht von selbst, vor allem nicht der Wechsel von ständigen Höchstleistungen zur persönlichen Muße im privaten Bereich.

Seine Frau sagte mir später in einem Gespräch, Manfred sei mit nichts mehr zufrieden, finde keine Ruhe und wisse mit seiner Zeit überhaupt nichts anzufangen. Alle Vorschläge von ihr lehne er ab und fände sie doof. Ganz im Gegensatz zu früher würde er sehr schnell unwirsch, laut und launisch werden, sodass man mit ihm auch nicht mehr normal reden könne. Die Kinder und Enkelkinder behandle er wie Luft. Ihre Ehe sei so angespannt, dass sie schon von einer räumlichen Trennung gesprochen haben. Solange zumindest, bis er selbst weiß, was er will und wieder zu sich gefunden habe. Es dauerte über ein Jahr mit wöchentlichen Sitzungen bei einem Paartherapeuten, bis beide wieder zueinandergefunden hatten. Jetzt geht es den beiden wieder deutlich besser. Sie fahren gemeinsam Fahrrad, verreisen mehrmals im Jahr, kümmern sich regelmäßig um die Enkelkinder und die Familie trifft sich einmal im Monat zu einem gemeinsamen Menü, das der jeweilige Gastgeber reihum für die Familie zubereitet. Das Motto der Genießerrunde wechselt jedes Jahr. Die letzten Gespräche fühlten sich gut an. Sie haben offensichtlich das nachgeholt, was sie vorher hätten klären müssen.

In den Gesprächen mit Manfred und seiner Frau ist mir vieles bewusst geworden. Man kann nicht mit 180 eine Vollbremsung hinlegen, aussteigen, gemütlich weitergehen und hoffen, dass alles gut geht oder besser wird. Man muss runter kommen von dem beruflichen Tempo und sich auf eine völlig neue Gangart einstellen. Und das geht nur, wenn man alle mit einbezieht, die davon betroffen sind. Das sind zuerst einmal der Partner/die Partnerin und die Familie.

Ich musste früher um sechs Uhr aufstehen und war um sieben im Büro. Als ich abends nach Hause kam, war ich meistens müde und kaputt. Alle nahmen Rücksicht und behandelten mich dementsprechend. Der Tag klang idealerweise aus mit leichter Kost und einem Glas Wein.

Die Wochenenden waren genauso lückenlos belegt. Haus- und Gartenarbeiten, Kinder und Enkelkinder, Feste und Feiern und Besuch bei den Freunden. Manchmal eine kleine Fahrt, ein Essen zu zweit oder ein Ausflug. Alles passte und ergänzte sich – auch wenn es nicht immer Erholung war. Manchmal sogar stressiger als die Wochentage. Endlich wieder Montag!

Sowohl der eine wie auch der andere Rhythmus, passen nicht mehr in die neue Struktur „Ruhestand". Von beiden muss man Abschied nehmen, und zwar gemeinsam. Und gemeinsam muss man etwas Neues entwickeln. Nur dann funktioniert das neue Leben ohne Stress, Reibereien und Konflikte.

1.3 Die neue Oma – Opa – Generation

In meiner Erinnerung war meine Großmutter eine alte buckelige Frau. Mein Großvater ein herzkranker Siebzigjähriger mit schlohweißen schütteren Haaren. Beide waren von der Bürde ihres Lebens gezeichnet: Die Arbeit auf dem Bauernhof verbrauchte ihre Kräfte, der Erste Weltkrieg schädigte das Herz meines Großvaters schwer und dauerhaft. Auch wenn beide ein beträchtliches Alter erreichten, sah man ihnen die Mühe ihres Lebens schon in relativ jungen Jahren deutlich an. Die wenigen Bilder, die es von den beiden zu den seltenen festlichen Anlässen gab, zeigten sie als ältere Herrschaften in dunkler Kleidung: würdevoll, distanziert und mit einer respektvollen Strenge in ihrer gesamten Haltung. Als unsere Großeltern lebten sie mit uns im Elternhaus, das bis zu ihrem Tode ihnen gehörte. Sie waren immer da und sorgten mit Strenge und Güte, dass der elterliche Wille auch während ihrer Abwesenheit geachtet wurde. Doch nicht nur das. Sie hatten in fast allen Bereichen das letzte Wort. Das machte sie für uns Kinder unnahbar. Ein herzliches Verhältnis konnte sich so nie entwickeln. Doch wir empfanden diese Beziehung als normal. Sie waren Respektspersonen, denen wir gebührenden Respekt zollten.

Wie anders sehen Großeltern heute aus! Häufig sind sie deutlich jünger als in meiner Kindheit, doch immer sind sie wesentlich attraktiver gekleidet. Modisch und bunt, hell und fröhlich kommen sie gut gelaunt daher. Sie schminken sich meist gekonnter als ihre Kinder und nicht selten zweifelt man an ihrer Rolle als „Großeltern". Darüber hinaus sind sie souverän und oft unabhängig – finanziell und emotional. Nicht Strenge, sondern liebevolle Zuwendung, Hilfe und Unterstützung sind ihre Grundhaltung. Sie wird von den Kleinen mit großer Vertrautheit angenommen. Sie genießen es, bei den Großeltern zu sein. Und die Eltern wissen, dass es ohne sie gar nicht geht.

Meine Frau und ich genossen die Unterstützung unserer Eltern nur eine kurze Zeit, dann zogen wir nach Berlin und waren anfangs mit unseren zwei Kindern (9 Monate und 20 Monate) alleine in einer fremden Stadt. Und wenn man – wie wir – am 1. November in eine neue Hochhaussiedlung im Erstbezug einzieht, keinen kennt und keinen sieht, dann weiß man, wie einsam wir uns in dieser Situation gefühlt haben.

Wie anders ist das heute! Wir wurden mit fünfundvierzig Großeltern und konnten uns in den letzten zwanzig Jahren intensiv mit unseren fünf Enkelkindern (sechs, acht, vierzehn, achtzehn und einundzwanzig Jahre) beschäftigen. Wir unternahmen viel. Viel mehr, als wir es mit unseren eigenen Kindern konnten, weil wir zu der damaligen Zeit beide am

Anfang unserer beruflichen Laufbahn standen und dafür relativ viel Zeit investieren mussten. Darüber hinaus haben Großeltern so herrliche Eigenschaften wie Zeit, Gelassenheit, Geduld, Ruhe, Erfahrung und oft finanzielle Spielräume für die Wünsche der Enkelkinder. Das ist für beide Seiten eine fantastische Ausgangssituation für eine wunderbare Freundschaft und innige Zuwendung. Wer sich darauf einlassen kann, wird ein völlig neues Lebensgefühl und intensive familiäre Bande entwickeln. Ihre Enkelkinder werden Ihnen mit großen Augen ihre liebevolle Betreuung danken. Solange sie klein sind, ist das ein natürlicher Reflex. Sie spüren Ihre Liebe und geben sie zurück. Darüber hinaus sollten Sie allerdings keine Dankbarkeit erwarten.

In meinem Bekanntenkreis habe ich viele erstaunliche Entwicklungen durchgemacht. Wurden wir früher von einigen belächelt, weil wir uns relativ viel Zeit für die Enkelkinder nahmen – vor allem meine Frau, die dafür sogar ihren Beruf aufgab -, so mussten wir im Laufe der Zeit feststellen, dass all diese Kritiker selbst zu begeisterten Großeltern wurden. Sie scheuten selten weite Wege, investierten viel Zeit und Mühe, nur um ihren Enkeln nahe zu sein.

Es ist so herrlich, gebraucht und geliebt zu werden, ohne die volle Verantwortung für alle Erziehungsfragen übernehmen zu müssen. Füllen Sie Ihre Rolle als Oma und Opa aus, Sie werden es genießen.

1.4 Lernen Sie Ihre Bedürfnisse und Interessen kennen

Hatte ich als junger Mann eine Entscheidung zu treffen oder ein kniffliges Problem zu lösen, dann habe ich entweder für mich alleine oder auch zusammen mit Freunden oder meiner Frau ein Blatt Papier genommen und es in verschiedene Felder aufgeteilt. Darauf schrieb ich, was ich mir in einer Situation wünsche und was ich möglichst vermeiden möchte. Also „Pro und Contra" oder „Positiv – Negativ", dazu eine Flasche Wein und dann viel Zeit und gegebenenfalls eine offene Diskussion mit Freunden, bis man gemeinsam zu einem Ergebnis kam. Das mochte auch mal Tage oder Wochen dauern, aber es funktionierte bei mir immer. Am Ende hatte ich Klarheit und viel dazu gelernt. Oft veränderten sich eigene Überlegungen im Laufe des Klärungsprozesses deutlich oder neue Aspekte kamen dazu. Das war für mich demokratisch und effektiv, kommunikativ und erstaunlich zielführend.

Daran erinnerten wir uns beide, als die Frage des Ruhestandes im Raum stand. „Wenn du dich für den vorzeitigen Ruhestand entscheidest, dann nicht eher, bis wir gemeinsam wissen, wie wir unser Leben neu gestalten wollen. Bis jetzt warst du krank und rekonvaleszent. Dann aber bist du Pensionär. Und das ist etwas völlig anderes."

„Wo sie recht hat, hat sie recht", dachte ich mir. Und wir beschlossen, uns jeden Donnerstagabend zusammenzusetzen, bis wir gemeinsam eine vernünftige und für uns beide akzeptable Regelung gefunden haben.

Es wurde ein wunderbares Ritual. Nicht nur, weil wir viel miteinander redeten und lachten, sondern weil wir mit Wonne in den alten Erinnerungen herumkramten und alles hervorholten, was uns in den letzten vierzig Jahren besonders viel Spaß machte oder! Uns noch heute ärgert. Unter der Woche gruben wir tiefer, um mehr interessanten Gesprächsstoff für die Donnerstagabende zu haben. Und: Es fruchtete, wir kamen zu ganz einfachen Ergebnissen. Zu unseren Ergebnissen.

- Von den hundert schönsten Städten und Plätzen kannten wir nur ein Dutzend. Dabei sollte es auch bleiben. Das Leben ist zu kurz, um überall hinzuhetzen, ein paar Bilder zu knipsen und die Ziele abzuhaken. Mut zur Lücke und Mut zu den schönen Dingen in der Nähe.

- Wir haben viele Freunde und ihr häufigster Vorwurf lautete bisher: „Ihr habt ja nie Zeit!" Das sollte sich ändern, jetzt wollten wir Zeit für sie haben und mit ihnen gemeinsam mehr unternehmen als bisher.

- Da ich angeblich früher wegen meiner Arbeitsbelastung meine Kinder vernachlässigt haben soll (was ich heftig bestreite), möchte ich aber jetzt bei meinen Enkelkindern nicht den gleichen Fehler machen. Ich will mich genauso wie meine Frau um sie kümmern. Die jungen Leute müssen ja arbeiten, die haben ja viel zu wenig Zeit für ihre Kinder. (Ja, ich weiß, dass ich mir widersprochen habe, ich gebe es ja zu, manchmal hatte ich wirklich zu wenig Zeit oder war nicht da, wenn sie mich brauchten).

- Meine Frau und ich waren immer in unserer Kirchengemeinde in allen ehrenamtlichen Positionen und Funktionen tätig. Manches musste ich ablehnen, weil ich nicht die Zeit dafür hatte. Wir wollten auch weiterhin unsere Aktivitäten in diesem Bereich bündeln, weil wir hier eine Vielzahl von Menschen kennen, die unser Engagement von ganzem Herzen schätzen und aufgreifen? Es ist auch einer der wenigen Orte, wo man hin und wieder Freude und Dankbarkeit erfährt.

- Mein langjähriger Wunsch besteht darin, aus meiner Rasenfläche einen „Garten Eden" zu machen, in dem es grünt und blüht, wo Obst und Gemüse wachsen, wo man ernten und pflücken kann.

- Besonders wichtig ist meine Gesundheit, die ich durch intensives Fahrradfahren und ein straffes Fitnessprogramm stärken möchte.

- Darüber hinaus sprachen wir viele kleine und große Dinge des Alltags an, die zum engeren persönlichen Lebensbereich gehören. Aber auch sie sind wichtig und können das Zusammenleben wesentlich erleichtern oder stören.

Am Ende hatten wir – theoretisch – alles geklärt. Eine gute Ausgangsbasis.

Was ich bei aller Unterschiedlichkeit der Situationen und der Verhältnisse sagen möchte: Jeder muss sowohl eigene als auch gemeinsame Interessen definieren. Sie müssen in einer Partnerschaft abgesprochen und respektiert werden. Weiterhin ist es wichtig, sich Freiräume zu schaffen und zuzulassen. Man kann nicht unentwegt aufeinander „glucken". Das zerstört eine Beziehung, auch dazu könnte ich Ihnen Beispiele nennen.

Sie werden plötzlich füreinander Zeit haben, viel mehr Zeit als je zuvor. Das kann helfen, eine Partnerschaft wieder neu zu beleben. Aber auch das geht nicht von selbst. Sie müssen es wollen, und Sie müssen etwas dafür tun.

Wir haben unsere Partnerschaft durch feste Rituale belebt. Wir haben jetzt die Zeit, uns abends Bücher oder Artikel aus Zeitschriften vorzulesen. Wir spielen Karten- und Brettspiele und teilen uns die Arbeit so auf, dass jeder von uns das dazulernen kann, was er bisher nicht konnte oder wollte. Wir lernen voneinander, das verbindet und schweißt zusammen. Wir durchforsten die Tageszeitung nach besonderen Ereignissen in der Stadt und überraschen uns selbst oder den Partner damit. Wir lernen Berlin neu kennen und sind überrascht von der Vielseitigkeit, dem Charme, der Verrücktheit und vor allem von den Menschen aus der ganzen Welt, die wie wir diese großartige Stadt erkunden. Wir staunen und freuen uns und erleben dabei oft wunderbare Momente.

1.5 Aufgaben wahrnehmen – Träume realisieren

Während meines Berufslebens war ich oft zwölf Stunden täglich unterwegs, zeitweise musste ich auch am Wochenende mehrmals für ein paar Stunden dienstliche Aufgaben wahrnehmen. Es gab Zeiten, da hat mir das überhaupt nichts ausgemacht. Ganz im Gegenteil: Ich fühlte mich nicht wohl, wenn ich zuhause „beschäftigungslos herumsaß". Ein voller Terminkalender war für mich kein Problem, sondern eher ein notwendiges und stimulierendes Lebenselixier und der Nachweis meiner Bedeutung. Dennoch machte mein Körper einige Male plötzlich schlapp und signalisierte mir dadurch teilweise sehr schmerzhaft, dass er mit diesen Belastungen nicht umgehen kann. In den letzten fünf Jahren konnte ich meine berufliche Arbeitszeit ein wenig reduzieren, nicht zuletzt deshalb, weil ich spürte, dass ich diese Belastung und dieses Tempo nicht mehr länger durchhalten werde. Die Folgen konnte ich mir leicht ausmalen, denn Beispiele in meinem beruflichen Umfeld kannte ich genug: Menschen, die von heute auf morgen schwer erkrankten oder sogar verstarben. Unser Körper ist keine Maschine, man sollte ihn deshalb auch nicht so behandeln. Was ich dennoch als Lebenserfahrung aus dieser Zeit mitgenommen habe, ist das Wissen, dass jeder Mensch eine zufriedenstellende und beglückende Aufgabe braucht, um sich bestätigt zu fühlen, um Leben zu können.

Das Leben hört mit dem Ruhestand nicht auf. Ganz im Gegenteil, das selbstbestimmte Leben beginnt erst, und es ist ein neuer Anfang, der uns Glück und Freude bereiten kann. Doch Aufgabe zu finden und sie umzusetzen, ist für viele gar nicht so einfach, für manche fast unmöglich.

Wenn Sie ein Hobby haben, das Sie bis jetzt aus Zeitgründen nicht so ausüben konnten, wie Sie sich das immer erträumten, dann sind Sie gut dran. Manche fangen an zu fotografieren, andere malen, andere reisen durch die Welt und viele übernehmen ehrenamtliche Tätigkeiten. Sie sollten sich ernsthaft mit der Frage beschäftigen, was wollte ich immer schon tun? Wovon habe ich schon immer geträumt? Was könnte ich mir vorstellen? Sie werden vielleicht erstaunt sein, was in Ihrem Unterbewusstsein so alles schlummert, an was Sie sich besinnen werden und welche Vorstellungen Sie entwickeln.

Vielleicht entwickelt sich aus diesen Träumen so viel Energie, dass Sie die schwierigere Phase der Umsetzung beginnen wollen. Denn vieles ist für Sie vermutlich Neuland, möglicherweise aufwendig oder mit finanziellen Vorleistungen verbunden. Prüfen Sie genau, welche Schwerpunkte Sie setzen wollen, welche Aufgaben Sie sich zutrauen und welche zeitliche und finanzielle (Vor-)Leistungen Sie dafür erbringen müssen. Denken Sie auch daran, dass Sie nicht endlos herumprobieren können, dass Sie Erwartungen wecken und dass man sich bei einer ehrenamtlichen Tätigkeit auf Sie verlassen möchte. Begrenzen Sie von Anfang an Ihr Engagement und passen Sie auf, dass man Sie nicht immer mehr vereinnahmt und belastet.

Zum selbstbestimmten Leben gehört entschieden die Fähigkeit, im richtigen Moment „NEIN" sagen zu können und sich das Recht zu nehmen, die eigenen Wünsche und Interessen in den Vordergrund zu stellen. Scheuen Sie sich nicht, eine einmal getroffene Entscheidung aufs Neue zu überprüfen und notfalls zu revidieren. Sie haben nichts zu verlieren, außer Zeit und Lebensqualität. Beides sind kostbare Güter in Ihrem restlichen Leben. Sie können in dieser Beziehung durchaus egoistisch denken und handeln.

An dieser Stelle gibt es in Gesprächen oft hitzige Diskussionen. Es geht um die Entscheidung, ob ich mir nicht besser in meinem beruflichen Umfeld eine Aufgabe suche, die mir Spaß macht und finanziell lukrativ ist. Ich bekomme dann Beispiele von Menschen, die noch jahrelang in ihrer Firma weiter beschäftigt waren, Projekte fortführten oder junge Menschen ausbilden, oft mit reduzierter Arbeitszeit und einem durchaus ansehnlichen Zuverdienst.

Die Tendenz ist gegenwärtig steigend, denn die Erwerbstätigkeit älterer Menschen hat sich in kurzer Zeit mehr als verdoppelt. Waren es vor zehn Jahren sechs Prozent, so sind es heute (2014) schon über vierzehn Prozent. Jeder siebte Ruheständler macht weiter. Häufig als (neuer) Selbstständiger oder Mithelfender im Familienbetrieb. Bedenkt man, dass der Öffentliche Dienst in Zukunft seine Aufgaben nicht mehr wahrnehmen kann, weil er keinen oder deutlich zu wenig Nachwuchs bekommt, dann werden Rentner oder Pensionäre immer häufiger Angebote bekommen, entweder teilzeit- oder vollzeitbeschäftigt weiter zu arbeiten. Gerade das Wissen spezialisierter Fachkräfte in der freien Wirtschaft, aber auch in der Verwaltung und im Öffentlichen Dienst ist nur schwer durch junge Kräfte zu ersetzen.

Ich kann Ihnen nur meine persönliche Meinung dazu sagen. In manchen Fällen sind es finanzielle Überlegungen, um weiterhin einer beruflichen Tätigkeit nachgehen zu müssen. Dagegen kann ich nicht argumentieren, eine solche Notlage ist vermutlich nicht einfach zu lösen.

Es gibt aber immer mehr Menschen, die sich absolut fit und gesund genug fühlen, ihre berufliche Tätigkeit weiter auszuüben. Häufig lieben sie erst jetzt ihre Arbeit und ihre Aufgabe so sehr, dass es ihnen schwerfällt, sich auf dem

Höhepunkt ihres beruflichen Könnens einfach so zu verabschieden.

Oft sind es aber andere Motive. Krankhafter Ehrgeiz, Selbstüberschätzung, ein zu geringes Selbstwertgefühl, fehlende Nestwärme oder überhaupt kein Zuhause können dazu führen, dass man den beruflichen Absprung in den Ruhestand mit allen Mitteln hinausschieben möchte. Dieser Prozess wird oft mit Argumenten kaschiert, die sich wichtig oder edel anhören. Dahinter stecken aber oft andere Gründe. Ich will mit diesem Buch niemand abhalten, bis zur Erschöpfung oder dem Herzinfarkt weiter zu arbeiten. Ich kann nur die bestärken, die nach Hilfe für einen erfüllten Ruhestand suchen. Die kann ich Ihnen geben. Und ich kann Ihnen klarmachen, was der Unterschied zwischen einem selbstbestimmten Leben, einer vielleicht ehrenamtlich beglückenden Tätigkeit und einem Job im Ruhestand ist.

Also: Wenn Sie nach Ihrem 65. Geburtstag nicht aus finanziellen Gründen zwingend arbeiten müssen, tun Sie es nicht.

1.6 Ihre Freunde warten auf Sie

Geht es Ihnen auch so, dass Sie während Ihres aktiven Berufslebens nie genügend Zeit für Ihre Freunde, Bekannte und Verwandte hatten? Wenn wir nach Terminen für ein Abendessen oder einen Ausflug suchten, so kamen solche Gemeinsamkeiten erst nach Wochen zustande. Es war nicht einmal möglich, Geburtstage zu feiern oder feste Termine einzuhalten, weil bei irgendeinem immer etwas dazwischenkam. Wir bedauerten das und waren fest entschlossen, diese Situation im Ruhestand zu ändern. Doch dann stellten wir fest, dass es gar nicht so einfach war, verschüttete Kontakte, alte Verbindungen und Beziehungen aufzufrischen. Manchmal mussten wir zur Kenntnis nehmen, dass sich in der Zwischenzeit bei uns allen so viel verändert hat, dass wir uns in bestimmten Bereichen nicht mehr „verstanden". Wir waren uns fremd geworden.

Beginnen Sie langsam all diese Kontakte und Beziehungen wieder neu zu beleben und zu intensivieren. Seien Sie vorsichtig und „überfallen" Sie Ihre Freunde und Bekannten jetzt nicht plötzlich mit permanenten Anrufen, Besuchen oder Wünschen. Ihre veränderte Situation heißt ja noch lange nicht, dass sich die Situation Ihrer Freunde ebenso verändert hat. Sie sollten nur wissen und bedenken, dass Freunde besonders im Alter ungeheuer wichtig sind. Ohne Freunde werden Sie schnell einsam sein und das ist im Alter noch schmerzhafter und oft der Anfang vom Ende.

Ich persönlich habe meinen Ruhestand mit einer großen Feier begonnen und alle vorgewarnt, dass ich jetzt ein neues und anderes Leben führen möchte. Und dass sie dabei eine wichtige Rolle spielen. Das hat schon genügt, dass man mich von diesem Zeitpunkt an mit anderen Augen ansah und mich nunmehr bei vielen Planungen mit einbezog. Selbstverständlich können Sie das alles auch lange vor dem zu erwartenden Ruhestand mit Ihren Freunden vorbereiten. Gemeinsame Vorfreude und eine gemeinsame Planung sind eine wunderbare Voraussetzung für ein gelingendes Leben und Erleben danach.

Als ich vor nicht allzu langer Zeit den Workshop „Fit im Ruhestand" leitete, kam nach dem Ende der Veranstaltung eine Dame zu mir. Sie lobte meine Beispiele, die Veranstaltung und die vielen engagierten und offenen Beiträge der Teilnehmer.

„Aber", sagte ich, „Sie wollen mir doch bestimmt noch etwas anderes sagen." „Ja", sagte Sie, „ich habe etwas Wichtiges in

Ihrem Vortrag und in der Diskussion vermisst. Ich komme überhaupt nicht darüber hinweg, dass niemand darüber gesprochen hat."

Die Dame war nett und offensichtlich durch die Tatsache, dass nach ihrem Eindruck etwas Wesentliches fehlte, auch ein wenig konstatiert.

„Wissen Sie, ich bin ganz alleine. Sie haben mir so viele Anregungen gegeben, aber ich bin mir gar nicht sicher, ob ich auf all das eingehen muss, denn ich habe einen absolut treuen und wunderbaren Freund – meinen Bobtail."

Ich war im ersten Moment ziemlich perplex und wusste gar nicht, worüber sie sprach, dann war mir klar, sie hat einen Hund. „Haustiere", schoss es mir durch den Kopf. Warum bin ich darauf nie gekommen? Vermutlich, weil wir wegen der Allergie meiner Tochter nie welche hatten.

„Sie haben einen Hund?", fragte ich immer noch ziemlich perplex.

„Ja, und ich kenne viele Menschen, die so glücklich mit ihren Haustieren sind, dass sie nichts anderes mehr brauchen als ihren besten Freund. Kennen Sie das nicht?"

Ich nahm sie in den Arm und versuchte ihr meine Gründe zu erklären. Sie schaute mich verständnisvoll an und lächelte.

„Ohne meinen Bobby wäre ich vermutlich schon nicht mehr am Leben. Er ist mein Sonnenschein. Morgens weckt er mich, dann gehen wir zusammen spazieren, spielen miteinander und sitzen abends vor dem Fernseher. Ich bin für ihn da, er ist für mich da. So einfach ist das. Und über Haustiere haben Sie überhaupt nicht gesprochen. Sie glauben gar nicht, wie viele Menschen ich bei diesen Spaziergängen treffe. Man lernt sich kennen, geht

manchmal miteinander aus oder besucht sich. Und man passt aufeinander auf. Das ist in unserem Alter wichtig."

Dies alles klang nicht wie ein Vorwurf. Ich versprach ihr aber, diese Begegnung bei einer meiner nächsten Veranstaltungen aufzugreifen. Und das Thema war immer ein großer Erfolg. Erstaunlich, wie viele Menschen über ihren „besten Freund", ihren Hund, vielfältige Beziehungen aufbauen und pflegen. Das Wäldchen vor meinem Haus ist bei jedem Wetter fast den ganzen Tag über mit vielen Menschen und ihren vierbeinigen Freunden bevölkert. Sie kennen sich, schätzen sich und helfen sich in vielfältiger Weise. Und sie erreichen im Durchschnitt wie mir ein älterer Herr erzählte, nur mit Gassiegehen über 10 000 Schritte am Tag. Respekt. Das erreicht nur eine Minderheit der Ruheständler.

Also: Es gibt auch vierbeinige Freunde, die besonders im Alter große Freude bereiten können.

1.7 Das altersgerechte Wohnen organisieren

Sie selbst, Ihr Partner, Ihre Verwandten und Freunde sind die wichtigsten Begleiter und Hilfen im Alter. Aber Sie werden vermutlich in einem bestimmten Wohnumfeld leben, das Sie sich vor vielleicht dreißig Jahren ausgesucht und nach ihren Vorstellungen gestaltet haben. Damals waren Sie jung, fit und mobil. Laufen, Treppen steigen, Aufstehen und Lasten schleppen, machten Ihnen nichts aus. Sie nahmen es sportlich, auch wenn Sie schon damals über verschiedene Hindernisse stöhnten und es gerne ein wenig bequemer haben wollten.

Im Alter kann sich das alles dramatisch verändern. Auch wenn Sie meine Ratschläge befolgen und sich fit und gesund halten, wird Ihnen irgendwann das Laufen schwerer fallen, Sie werden

Treppen nur mühsam hinaufsteigen können, Lasten – auch die Einkaufstasche – werden Ihnen immer schwerer vorkommen, manche werden Sie nicht mehr tragen können. Sie werden morgens Schwierigkeiten haben vom flachen Bett aufzusteigen, Sie werden sich nur mühsam nach oben bringen und das auch nicht immer schmerzfrei. Sie werden vergesslicher. Sie werden sich immer häufiger fragen, wo habe ich meine Brille, meine Schlüssel, meinen Geldbeutel oder mein Handy hingelegt? Sie werden Stunden mit Suchen verbringen und sich unentwegt Gedanken machen, was denn gestern Abend war.

Glauben Sie mir, das alles ist ganz normal. Es trifft nicht nur Sie. Alle älteren Menschen haben mehr oder weniger darunter zu leiden. Aber müssen wir das erleiden und hinnehmen? Nicht alles! Und der Zeitpunkt lässt sich oft beeinflussen und weit hinausschieben. Ich möchte Ihnen gerne verschiedene Optionen vorstellen, wie Sie Ihr Wohnumfeld altersgerecht optimieren können.

Versuchen Sie frühzeitig die „Problembereiche" in ihrem Wohnumfeld zu erkennen und so gut wie möglich zu verändern. Steile Treppen können im Alter lebensgefährlich werden. Es wird Ihnen immer schwerfallen, sie zu überwinden. Vor allem, wenn Sie am frühen Morgen gleich nach dem Aufstehen die Treppe nach unten gehen. Schwindelanfälle sind im Alter jederzeit möglich. Das kann auf einer steilen Treppe zum Tode führen. Sind Sie krank und bettlägerig, kann eine solche Treppe zu einem unüberwindbaren Hindernis werden.

In jungen Jahren reichte Ihnen eine Matratze als Bett. Später werden Sie kaum noch aufsteigen können, es wird Ihnen schwindelig. Ein altersgerechtes Bett ist etwas Wunderbares. Sie schlafen besser und können morgens ohne Probleme aufsteigen.

Das Duschen wird im Alter immer schwieriger, aber es ist absolut notwendig, damit Sie auch weiterhin ein angenehmer Gesprächspartner bleiben. Doch Duschen können zu einer gefährlichen Stolperfalle werden, wenn sie keinen ebenerdigen Zugang haben. Die nassen, oft glitschigen Fliesen können glatt wie Eis werden. Da hilft auch keine rutschfeste Matte. Sie sind neben den Treppen die Gefahrenquelle Nummer zwei. Doch es gibt noch mehr gefährliche Stolperfallen in Ihrer Wohnung oder in Ihrem Haus. Versuchen Sie sie so gut wie möglich zu erkennen und zu beseitigen. Ist das nicht möglich, so sollten sie rechtzeitig darüber nachdenken, noch einmal altersgerecht umzuziehen. Orientieren können Sie sich am Standard einer behindertengerechten Wohnung.

Sie sollte möglichst barrierefrei sein, zentral oder verkehrsgünstig liegen. Bad und Toilette sollten so lange wie möglich ohne Hilfe nutzbar sein, Treppen sollten erst gar nicht mehr vorhanden sein. Ein altersgerechtes Bett sollte selbstverständlich sein. Das alles muss nicht von heute auf morgen vorbereitet oder umgesetzt werden, aber es muss prinzipiell möglich sein. Wir haben unser Haus so umgestaltet, dass wir ohne Einschränkungen im Erdgeschoss leben können. Die obere Etage wird dann über eine gewisse Zeit leer stehen bzw. ungenutzt bleiben. Aber wir hoffen, dass das erst spät oder nie passieren wird.

Als ich in Pension ging, gestaltete ich meinen Garten radikal um. Kräuter, Salate, Gemüse und Blumen entwickelten sich zu einem kleinen Paradies, auf das ich stolz war. Alle meine Freunde bewunderten mich, auch die Nachbarn, die ich mitversorgte. Fünf Jahre später muss ich feststellen, dass dieser Garten immer mehr zu einer Belastung wird. Er macht weitaus mehr Arbeit, als ich bereit bin zu leisten. In den günstigen Reisemonaten bin ich angebunden, weil er tägliche Pflege benötigt. Ganz schwierig sind Frühjahr und Herbst. Die Arbeit ist kaum noch zu leisten. Denken Sie daran, wenn Sie wie ich von einem blühenden Garten träumen!

Ich habe Bekannte, die alles verkauft und ein altersgerechtes Wohnprojekt verwirklicht haben. Sie leben seit Jahren in ihren kleinen ebenerdigen Bungalows um einen gemeinsamen Innenhof. Viele Alltagsaufgaben sind gemeinschaftlich organisiert, in Notfällen ist jeder für den anderen da. Das ist ein sehr anspruchsvolles und teures Projekt. Es wird nur von wenigen Menschen so realisiert werden können. Aber es zeigt, dass es vielfältige Modelle gibt, seinen Lebensabend individuell zu gestalten. Denn nur, wer seine Zukunft rechtzeitig in die eigenen Hände nimmt, der wird sie auch optimal genießen können.

1.8 Die finanziellen Möglichkeiten abklären – Kassensturz

In meiner letzten Überlegung in diesem Kapitel will ich mich mit einem häufig verschwiegenen, aber wichtigem Thema beschäftigen: der finanziellen Absicherung Ihres Ruhestandes. Ihre Pläne, Entscheidungen und Unternehmungen müssen Sie auch daran messen, ob Sie sich das alles leisten können. Haben Sie genügend finanzielle Reserven, um Ihre Pläne oder Ihre Träume zu realisieren?

Die finanzielle Basis im Alter ist sehr unterschiedlich. Von Altersarmut und bescheidenen Renten bis hin zu üppigen Pensionen, Abfindungen und großen Erbschaften ist alles möglich. Viele gehen ohne Erspartes oder sonstiges Einkommen in den Ruhestand oder haben sogar noch Schulden oder weitere Verpflichtungen. Andere sind finanziell abgesichert, haben Zuwendungen aus verschiedenen Quellen, besitzen

Vermögenswerte und wohnen in ihrem längst abbezahlten Eigenheim. Es ist schwierig, hier allgemeingültige Ratschläge zu geben, viele werden sie auch gar nicht brauchen. Aber es gibt auch eine Vielzahl von Menschen, die sich um ihre Zukunft sorgen, weil die finanziellen Voraussetzungen für ein Leben in Würde und Sicherheit fehlen. Wir müssen nicht einmal an die Pfandflaschensammler denken, die Bahnhöfe und öffentlichen Plätze durchsuchen, um sich ihre karge Rente aufzubessern. Besonders gefährdet sind Menschen, die aus persönlichen Gründen nie Vollzeit gearbeitet haben oder der Kinder wegen einige Jahre zuhause blieben. Geschiedene und Frührentner, Arbeitslose und durch Krankheit und Unfall geschädigte Menschen gehören oft ebenso zu der Gruppe, die im Alter nicht mehr genug zum Leben haben. Für sie kann der Blick auf den Ruhestand zum Horrortrip werden.

Im Idealfall haben Sie schon früh damit begonnen, Ihre Altersabsicherung zu planen und daran zu arbeiten. Sie beginnt mit dem Einstieg ins Berufsleben und sollten bei allen beruflichen Veränderungen ein wichtiger Aspekt sein. Denn nur wer frühzeitig mit diesen Überlegungen beginnt und plant, kann später die Früchte seiner Bemühungen ernten. Es gibt vielfältige Möglichkeiten, aber allen ist eines gemein, man muss in jungen Jahren so viel Geld übrighaben, dass das alles auch umzusetzen ist. Und das ist nicht bei allen möglich, vor allem nicht bei der jungen Generation, die heute viel später mit einer festen Anstellung ins Berufsleben eintritt. Aber ganz egal, in welchem Alter Sie dieses Buch lesen, überlegen Sie genau, welche finanzielle Mittel Sie im Ruhestand zur Verfügung haben und ziehen Sie daraus die notwendigen Konsequenzen. Rechnen Sie unter Einbeziehung Ihrer Verpflichtungen aus, was dann für das Leben im Alter übrigbleibt. Scheuen Sie sich nicht schon frühzeitig zu einem Renten-, Vermögens- oder Schuldenberater zu gehen. Holen Sie sich so früh wie möglich neutrale und objektive Hilfe und Unterstützung. Lassen Sie die Finger von allen Finanzierungs- und Geschäftsmodellen, die Sie nicht persönlich verstehen und einschätzen können. Die Gefahr, dass man nur Ihr Geld will oder Sie eiskalt übers Ohr hauen möchte, ist groß. Ich habe drei Mal todsichere Tipps bekommen und habe drei Mal eine Menge Geld dadurch gewonnen, dass ich sie nicht angenommen und mein Geld behalten habe.

Als ein Bekannter sich mit 68 selbstständig machte, erhielt er nicht nur die Bewunderung seiner gesamten Verwandt- und Freundschaft. Viele schüttelten den Kopf und sorgten sich um seine Zukunft. Denn er wollte die Früchte seines langen erfolgreichen Berufslebens im Ruhestand gewinnbringend vermarkten und das in einer eigenen kleinen Firma. Trotz Steuerberater und fachlicher Kompetenz verlor er fast sein gesamtes Vermögen, weil er irgendwann nicht mehr aus dem Dickicht der Steuergesetzgebung und seiner Geschäftsverträge herausfand. Nur mithilfe eines gewieften Fachanwaltes mit entsprechendem Honorar konnte er sich aus diesem Gestrüpp befreien. Das, was jüngeren Menschen leicht(er) fällt, wird im Alter immer schwieriger.

Lassen Sie sich nicht blenden, halten Sie Ihr Geld zusammen und geben Sie es für Ihr eigenes Vergnügen und das eigene Leben aus.

1.9 Vermeiden Sie diese Fehler

„Jetzt werde ich ein völlig neues Leben anfangen.", sagte mir eine Kollegin beim Abschied euphorisch. Sie werde Deutschland verlassen, hier könne sie nicht mehr leben. Diese Worte von einer Referatsleiterin, die diesem Land fast vierzig Jahre engagiert und erfolgreich, loyal und treu gedient hat, machten

mich sprachlos. Ich musste Sie ungeheuer verdutzt ausgeschaut haben. Sie ließ mich stehen, und ich sah sie über ein Jahr nicht wieder. Nach vierzehn Monaten suchte sie mich auf und erinnerte mich an unsere letzte Begegnung. Sie erzählte mir von persönlichen Motiven, von Enttäuschungen und Schicksalsschlägen und ihrer Flucht in „ein neues Leben". Ihr kleines Paradies in der Karibik wurde schnell zur Enttäuschung und dann zur Hölle. Die schönen Urlaubserinnerungen entpuppten sich schnell als Täuschungen. Das wirkliche Leben – auch für Europäer mit relativ viel Geld – wurde für sie zu einem Albtraum. Als man sie dann ausraubte und die Polizei es nicht einmal für notwendig erachtete, ihrer Anzeige nachzugehen, packte sie zutiefst enttäuscht ihre Koffer. Sie wusste zu diesem Zeitpunkt, was alles falsch gelaufen war. Sie war einem Urlaubstraum erlegen und glaubte, mit fünfundsechzig könne sie in einer völlig neuen Umgebung noch einmal von vorne anfangen.

Das geht meiner Erfahrung nach selten gut. Leben Sie dort Ihr Leben, wo sie bisher glücklich waren. Fangen Sie in einer für Sie fremden Umgebung nicht ein völlig neues Leben an, auch wenn Sie im Urlaub diese Landschaft oder dieses Land so traumhaft schön fanden. Es geht zu über neunzig Prozent schief. Das gilt auch für Menschen, die von Berlin nach Bayern ziehen wollen. Wenn Sie nicht schon über eine ganz lange Zeit mehrmals in dem gleichen Ort waren, dann werden sie dort keine neue Heimat finden. Das mag für Bayern, die nach Berlin ziehen wollen, ein wenig anders sein. Aber auch sie haben mit erheblichen Akklimatisierungsproblemen zu kämpfen.

„Vorbei ist vorbei", hat mir ein Mitarbeiter gesagt, dem man einen Anschlussvertrag für die Abwicklung eines Auslandsgeschäftes angeboten hatte. Man bat mich, ihn doch bitte zu überreden, damit er das Geschäft erfolgreich

abschließen könne. Es ging um ein Jahr mit Auslandsaufenthalten im asiatischen Raum. „Mein Ausstieg ist der erste August, darauf habe ich mich seit vielen Jahren vorbereitet. Ich habe nichts Konkretes vor, ich könnte weitermachen. Aber wie lange? Mit welchen Konsequenzen – vor allem für mich? Sage ich jetzt ja, dann muss ich das vielleicht noch ein paar Mal tun. Ich wäre mir, meiner Familie und meinen Freunden gegenüber völlig unglaubwürdig. Sie gehen davon aus, dass ich demnächst viel mit ihnen unternehme. Meine Enkelkinder erzählen schon überall Geschichten über gemeinsame Pläne und ihre Wünsche mit mir. Ich habe immer ganze Sachen gemacht – Halbherziges gehasst. Und jetzt soll ich halbherzig aussteigen?"

Ich habe lange über seine Worte und Argumente nachgedacht und mich dann bei ihm bedankt. Also: Vermeiden Sie einen halbherzigen Ausstieg. Gehen Sie oder bleiben Sie.

Kennen Sie auch die Mitarbeiter im Ruhestand, die unentwegt und mit oft fadenscheinigen Gründen um Ihr Büro schleichen. Sie wollen immer irgendetwas und würden am liebsten den ganzen Tag bleiben. Auch hier gilt: Vorbei ist vorbei. Mit der Ausnahme, dass man liebe Kolleginnen und Kollegen hin wieder einmal gerne wiedersehen möchte. Aber bitte besuchen Sie sie nicht während ihrer Arbeitszeit, vor allem nicht unangekündigt. Das geht gar nicht. Es sei denn Sie wollen sich zur Witzfigur machen. Halten Sie Kontakt, aber beachten Sie dabei bitte die folgenden Grundsätze:

Vermeiden Sie ständige Anrufe oder überfallartige Besuche. Seien Sie damit sparsam und kündigen Sie Ihren Besuch an. Überlassen Sie es Ihren ehemaligen Mitarbeitern, Ort und Zeitpunkt festzulegen. Wenn Sie persönliche Kontakte halten, dann aber außerhalb der Büroräume. Laden Sie zum Grillen ein, zum Geburtstag oder verabreden Sie regelmäßig ein Treffen zum Essen, eine Fahrradtour oder einfach ein gemütliches Beisammensein. Dann werden Sie noch lange positiv im Gedächtnis Ihrer Kollegen bleiben. Und: Man wird sich auf Sie freuen.

Ich lade einmal im Jahr zum Grillen ein und warte, bis meine Kolleginnen und Kollegen mich einladen. Das passiert immer noch regelmäßig. Darüber hinaus freue ich mich auf die offizielle Einladung zum Sommerfest und hin und wieder feiert eine Kollegin oder ein Kollege Geburtstag. Es gibt also regelmäßige Treffen, auf die ich mich freue. Und die vielen ausscheidenden Kolleginnen und Kollegen sorgen fleißig dafür, dass die Kontakte nicht abbrechen. Das ist toll, das macht mich glücklich, ohne dass ich jemanden belästigen muss.

2.   Endlich im Ruhestand

Kinder und Jugendliche möchten schnell älter werden. Sie sehnen sich danach, die Kinderschuhen zurückzulassen. Sie wollen mitten im Leben stehen und Verantwortung für sich und andere übernehmen. Auf der einen Seite scheinen Sie dieses Ziel viel früher als wir zu erreichen. Auf der anderen Seite dauert es oft länger, bis sie auf eigenen Füßen stehen. Studium, Berufsfindung, Familiengründung und eine feste Anstellung erreichen sie oft sehr spät. Viel später als wir.

In der Mitte des Lebens spüren die Menschen oft die Last des Alltags wie eine erdrückende Bürde. Beruf, Karriere, Familie, Freizeit und Hobby verlangen viel, manchmal Übermenschliches. Stress, Erschöpfung, Burn-out-Symptome bringen sie an die Grenze ihrer körperlichen und psychischen Belastung. Der Wunsch nach einem ruhigen selbstbestimmten Leben ohne eine Vielzahl von Verpflichtungen entwickelt sich bei ihnen. Alles wird in die freien Wochenenden oder in den Urlaub gepackt. Wohl wissend, dass diese Überfrachtung neue Probleme schafft. Später fokussiert sich dieser Traum auf den Ruhestand – zumindest bei vielen.

Doch dieser Traum realisiert sich nicht von selbst.

Gerade die Begrenztheit der dritten Lebensphase zwingt uns, genauer zu überlegen, welche Ziele wir uns noch setzen wollen, von welchen Gewohnheiten wir uns verabschieden müssen oder was uns weiterhin wertvoll und wichtig ist? Begrenztheit verlang Entscheidungen. Entscheidungen für oder gegen etwas. Das ist nicht immer leicht, aber unerlässlich, wenn man ein glückliches Leben im Alter finden möchte. Zur Begrenztheit kommt die Ungewissheit, wie lange wir noch ohne spürbare Beeinträchtigung am gesellschaftlichen Leben aktiv nach unseren Vorstellungen teilhaben können. Deshalb wird die

Erkenntnis, dass Leben vor allem heißt, mit der Zeit umzugehen, für uns wichtiger. Das aber bedeutet, das Leben (neu) zu organisieren, sich selbst zu organisieren.

2.1 Die Zeit, die Zeit, …

Leben heißt vor allem mit der Zeit umzugehen. Und damit ist nicht gemeint, die Zeit zu verbringen, sie herum zu bringen, sondern sie aktiv zu gestalten und sie damit zur Grundlage für Zufriedenheit und Lebensqualität zu machen. Und das wiederum bedeutet Struktur finden und geben.

Bisher war Ihr Leben weitgehend fremdbestimmt. Sie mussten sich der Diktatur der Zeit unterwerfen. Sie mussten nach vorgegebenen Arbeits- und Zeitstrukturen funktionieren. Vermutlich hatten auch Sie immer zu viel zu tun und zu wenig Zeit für sich und Ihre Träume. Die Steigerungslogik unserer Zeit führte auch bei Ihnen zum Immerschneller und Immermehr. Denn nur wer sich ständig dieser Logik unterwarf, fiel nicht zurück. Arbeitsstress, persönliche Unzufriedenheit, Fremdbestimmtheit, Ärger und die damit verbundenen körperlichen Beschwerden prägten Ihren Arbeitsalltag und damit einen Großteil Ihres Lebens. Auch wenn Sie sich in dieser Situation unwohl fühlten, sich nach anderen Zeiten sehnten und manchmal alles liegen lassen wollten, so gab Ihnen diese Verpflichtung dennoch eine feste Struktur. Ihr Leben war organisiert und diese Struktur gab Ihnen Halt. Wie wichtig eine solche Struktur ist, kann man bei Menschen sehen, die von heute auf morgen ihre Arbeit verloren haben. Es ist am Anfang weniger die finanzielle Einbuße, es ist viel mehr das Fehlen jeglicher Struktur, das sie aus der Bahn wirft und ihnen oft jeden Halt nimmt. Wenn dann das Fernsehprogramm, die Bierflasche und die Couch das Tagesprogramm bestimmen, steht es bald mit der Lebensqualität und der Gesundheit äußerst schlecht. Gewichtszunahme und die damit verbundenen Krankheiten wie Diabetes, Bluthochdruck und Verfettung sind die unweigerlichen Folgen.

Auch wenn Sie beim Lesen dieses Abschnittes innerlich heftig protestierten, weil Sie Ihre Arbeit anders empfunden haben: Nämlich als eine sinnvolle und für Sie persönliche befriedigende, ja manchmal beglückende Tätigkeit, so bleibt es dennoch dabei, dass diese Arbeit Ihr Leben weitgehend strukturiert und geprägt hatte. Sie war der Taktgeber Ihres Lebens.

Sie erhalten nach Ihrem beruflichen Ausscheiden keinen neuen privaten Struktur- oder Organisationsplan. Wenn Sie nicht aufpassen und sich bewusst darauf vorbereiten, stehen Sie urplötzlich vor genau der gleichen Situation. Dann sind auch für Sie die stillen Verführer eine willkommene Abwechslung, und Sie merken nicht, wie schnell Sie auf eine schiefe Ebene kommen und ins Nichts abgleiten.

2.2 Die ersten Wochen und Monate

Sie haben sich auf Ihren Abschied so gut wie möglich vorbereitet, haben mit Ihrer Familie Pläne für die Zeit danach geschmiedet und freuen sich auf diese Zeit.

Ihre Kolleginnen und Kollegen haben Sie mit einer großartigen Verabschiedung überrascht. Die überschwänglichen Wort Ihres Chefs, die Umarmungen Ihrer Mitarbeiter und die Geschenke und Tränen beim Abschied haben Ihr Herz berührt. Sie werden sie noch lange in Erinnerung behalten und vielen davon erzählen.

Dann haben Sie Ihre Freunde eingeladen und es mit ihnen ordentlich krachen lassen. Nun wissen alle, dass Sie in einen neuen Lebensabschnitt eingetreten sind, sich noch jung und dynamisch genug fühlen, um als Ruheständler genügend Unruhe und Lebensfreude zu verbreiten.

Die Reste der Feiern sind dann irgendwann aufgeräumt, die kleinen und großen Geschenke verstaut. Ihre Büroutensilien sind im Mülleimer oder im Arbeitszimmer, soweit sie nicht von Ihrem Nachfolger übernommen worden sind. Es kehrt Ruhe ein und Sie können wieder durchatmen.

Was nun?

Zwei Drittel der Ruheständler verbringen die ersten Wochen oder Monate im eigenen Arbeitszimmer. Sie räumen auf, sie räumen um, sie werfen vieles weg und verabschieden sich so von der Vergangenheit. In der nächsten Phase werden Garten, Keller und Dachboden aufgeräumt, entrümpelt oder renoviert. All die kleinen und großen Arbeiten, die mangels Zeit über Jahre verschoben worden sind, können nun in aller Ruhe erledigt werden.

Dieser manchmal übergroße Aktionismus hilft Ihnen vom Arbeitsleben in den Ruhestand zu kommen. Sie arbeiten weiterhin relativ hart und konsequent, aber nun an ihrem eigenen Schreibtisch, in Ihrer eigenen Werkstatt und für sich selbst. Das ist eine befriedigende und für alle erkennbare Arbeitsleistung in Ihrem eigenen Bereich, auf die Sie stolz sein dürfen. Sie werden sich gleichzeitig einen anderen Arbeitsrhythmus angewöhnen. Sie werden langsamer und gründlicher, werden häufiger Pausen machen und keinen Druck mehr verspüren, Ihre Arbeit nach Terminvorgabe zu erledigen. So kann Arbeit Spaß machen, werden Sie merken.

Auch Ihr Tagesablauf wird sich deutlich verändern. Am Anfang fällt es Ihnen schwer, nicht schon, um sechs Uhr aufzustehen. Sie wälzen sich unruhig im Bett und blicken ständig auf die Uhr. Sie müssen sich zwingen, ein wenig länger im Bett zu bleiben, denn was sollen Sie schon um halb sieben am frühen Morgen zuhause machen? Es gelingt Ihnen, länger zu schlafen, es gelingt Ihnen sogar, morgens in Ruhe zu frühstücken und irgendwann haben Sie Ihren neuen Morgen entdeckt. Sie schlafen bis fast acht Uhr, frühstücken mit Ihrer Frau ganz in Ruhe, die frischen Brötchen vom Bäcker, lesen dann in Ruhe die Tageszeitung und wundern sich, dass der Vormittag schon fast vorbei ist.

Jetzt aber ran, werden Sie denken und mit Ihrem Tagesplan beginnen, bis Ihre Frau zum Mittagessen ruft. Nach dem Mittagessen einen Cappuccino oder Espresso. Dann werden Sie irgendwann dazu übergehen, ein kleines Mittagsschläfchen zu machen. Nur kurz. Oh, ja, es kann dann schon mal eine Stunde daraus werden, Sie wundern sich wie die Zeit vergeht. Eines Tages entdecken Sie, dass es tagsüber auch Nachrichten gibt. Sie müssen also nicht mehr auf die Zwanzig-Uhr Nachrichten warten, Sie können sich öfters informieren. Wie schön, wenn man Zeit hat, werden Sie denken. Vielleicht finden Sie auch am Nachmittag einige Fernsehsendungen, die Ihr Interesse wecken. Es gibt ja so viele Programme, von denen Sie noch nie etwas gehört haben, die Sie auch noch nie interessiert haben. Das ist ja ganz spannend, werden Sie denken und immer häufiger schon am Nachmittag eine Sendung einschalten. Am Abend sind Sie nicht mehr so müde wie zu der Zeit, als Sie noch gearbeitet haben. Zeit zum Lesen oder auch zum Fernsehen gucken. Manche haben während ihrer Arbeitszeit viel mit dem Computer arbeiten müssen. Jetzt fällt das alles weg, aber der private PC entpuppt sich als eine wahre Fundgrube. Das Internet bietet so viele spannende Seiten, so viele Informationen und unendliche Welten. Es ist fast unmöglich, der Faszination dieser Technik nicht zu verfallen. Stundenlang könnte man sich in diesen virtuellen Welten verlieren. Früher haben Sie abends ein Glas Wein getrunken, vielleicht zum Essen oder vor dem Fernseher. Sehr wahrscheinlich auch, wenn Sie Besuch von Freunden oder Verwandten hatten. Jetzt ist das überhaupt kein Problem, auch schon mal zwischendurch und völlig ohne Grund ein Glas Wein oder Bier zu trinken. Warum nicht schon zu einem guten Mittagessen?

Sie werden feststellen, Ihr Leben verändert sich auf eine schleichende Art und Weise, ohne dass Sie das so wollten oder geplant haben. Sie leben in einer neuen und faszinierenden Welt. Und diese Welt ist nicht ganz ungefährlich, sie kann Sie mit „Haut und Haaren verschlingen", wenn Sie nicht aufpassen und den „Point of no Return" verpassen. Das klingt Ihnen zu dramatisch? Punkt ohne Wiederkehr, von dem an eine Rückkehr zum Ausgangspunkt nicht mehr möglich ist, wie Wikipedia schreibt.

Ist es leider nicht, denn nach einem halben Jahr in dieser „Schockstarre" schaffen es nur noch die wenigsten, ohne Hilfe zum Ausgangspunkt zurückzukehren. Sie verharren in einer phlegmatischen Lethargie - und, was ich persönlich am schlimmsten finde: Sie merken es häufig nicht einmal.

Als Corinna und Franz sich trennten, da gab es wochenlang in unserer Gemeinde kein anderes Thema mehr. „Die beiden, unmöglich. Jetzt wo er pensioniert ist und sie sich doch jeden Wunsch gemeinsam erfüllen könnten. Nein, was ist da passiert?"

Ja, was ist da passiert? Genau das oben Beschriebene.

„Franz hat sich vollständig gehen lassen und all seine, nein, unsere Träume vergessen. Ich hatte mich so auf unsere

gemeinsame Zeit gefreut, wir hatten so großartige Pläne geschmiedet. Und ich habe ihm Zeit gegeben, sich auf seinen Ruhestand vorzubereiten. Er wollte am Anfang den ganzen Stress loswerden, einfach nur seine Ruhe haben. Aber er verlor sich immer mehr, stumpfte für all unsere Wünsche und Pläne ab. Zum Schluss saß er vierzehn Stunden vor dem Fernseher, manchmal im Schlafanzug. Er trank fünf bis zehn Flaschen Bier. Wenn er müde wurde, legte er sich zu jeder Tages- und Nachtzeit ins Bett, schlief ein paar Stunden und setzte sich wieder vor die Glotze. Ich kannte meinen Mann nicht mehr.", so die Worte seiner Frau, die ich besuchte, um sie zu trösten und ihr meine Hilfe anzubieten.

Es hat über ein Jahr gedauert, bis Franz wieder einen neuen Tagesrhythmus und neuen Lebensmut gefunden hat. Sie wohnen und leben wieder zusammen und beginnen so langsam, ihre Träume zu realisieren.

Noch einmal gut gegangen. Aber es geht nicht immer (so) gut.

2.3 Der Wendepunkt

Es ist völlig normal, dass Sie Ihren Ruhestand zuerst mit allen Sinnen genießen und sich auf das neue Leben einstellen. Es wäre vermessen und sicherlich auch völlig falsch, wenn Sie sofort mit der Umsetzung neuer Pläne beginnen würden. Lassen Sie sich Zeit, denn die haben Sie jetzt: Zeit, Ruhe und Muße.

Kurz nach der Pensionierung gehen die meisten Rentner/Pensionäre daran, die „Altlasten" zu beseitigen. Sie bringen die Dinge in Ordnung, die schon lange auf Ihrer Seele lasten, die sie schon längst gemacht haben wollten, für die man bisher einfach keine Zeit hatte. Diese Phase dauert in der Regel ein halbes Jahr und beginnt häufig im Arbeitszimmer, im Keller, auf dem Dachboden, in den übrigen Räumen der Wohnung oder im Garten. Man entmüllt sein persönliches Umfeld, man gestaltet es anders oder neu, man räumt auf und um, man macht es sich einfach schöner. Je größer die Wohnung oder das Haus ist, je mehr Menschen mitsprechen und -entscheiden, desto länger kann es dauern. Das ist normal, es gehört zu einem ganz normalen Abschluss und zum Eintritt in eine neue Welt.

Ich habe zum Beispiel die Hälfte meiner Anzüge entsorgt, ein paar Hundert Bücher verschenkt und einige meiner Aktentaschen aussortiert. Dann stellte ich mit Verwunderung (!) fest, dass mein Arbeitszimmer total voll gemüllt war mit technischen Geräten der letzten Jahre. Handys, Tablets, Laptops, Taschen, Kabel und technischer Kleinkram zuhauf lagen in den Schränken, Schubladen und Fächern. Die über einhundert Krawatten brauchte ich auch nicht mehr, ebenso viele andere Kleidungsstücke, manche nicht einmal getragen. Außerdem hatte ich keine Lust mehr, so gestylt wie in den letzten Jahren in meiner Freizeit herum zu laufen. Ich verschenkte den größten Teil, den anderen Teil gab ich in die Kleidersammlung. Zum Erstaunen meiner Frau und meiner Freunde änderte ich mein Stil radikal. Anzüge, Jacketts, Hemden und Krawatten trug ich kaum noch, stattdessen trug ich fast nur noch sportliche Bekleidung. Ich wurde auch äußerlich zu einem anderen Menschen.

Gefährlich wird es allerdings dann, wenn man in dieser Phase verharrt, sich darin einrichtet und irgendwann nur noch die Zeit totschlägt. Dies passiert leider allzu vielen Ruheständlern, wie ich aus eigener Erfahrung weiß. Man gönnt sich diesen Müßiggang, man nimmt sich Zeit für jede Zerstreuung und man sitzt den ganzen Tag irgendwo herum und abends weiß man nicht zu sagen, was dieser Tag gebracht hat.

Wenn alle Pläne und Träume von der neuen Zeit wie ein Nebelfeld bei Sonnenaufgang verschwinden, wenn die Bilder sich auflösen und ihren Glanz verlieren, dann haben sie die neue Zeit verpasst. Dann werden bald Unzufriedenheit und Gleichgültigkeit diesen Platz einnehmen. Ihr Körper und ihre Seele werden erst still, dann heftig reagieren. Dann haben Sie den Wendepunkt verpasst!

3. Gesund und aktiv im Ruhestand

Es wird nicht lange dauern, dann sind diese Veränderungen auch sichtbar. Sie werden sich auch äußerlich verändern.

„Ach, du siehst aber gut aus" oder „Du wirst ja immer jünger", waren oft die Standardausdrücke für Kolleginnen und Kollegen, die ihre Zufriedenheit, ihr Wohlergehen und ihr Glück wie ein Lichterkranz vor sich hertrugen. Körperliche Fitness, gesunde Bräune und ein glückliches Lächeln waren die äußeren Attribute eines gelungenen Lebensabends. Sie wirkten nicht nur jugendlicher, sondern sie fühlten sich auch so. Mit ihnen zu reden machte Spaß und Mut, sich selbst auch auf diese Lebensphase zu freuen. Sie waren begehrte Ratgeber und man orientierte sich an ihnen. Das tut gut – beide Seiten.

Die anderen kamen leider nie, man hörte bestenfalls von ihren Erkrankungen, von ihrer schlechten Gesundheit oder von Krankenhausaufenthalten. Man wunderte sich manchmal darüber, dass sie so schnell körperlich und gesundheitlich abbauten. Und kaum jemand konnte sich einen Reim daraus machen. Was ist nur passiert, was lief falsch, dachten sich nicht wenige Kolleginnen und Kollegen. Umso erschreckender war es, wenn man wieder einmal zu einer Beerdigung gehen musste und den furchtbaren Satz hörte: „Er/Sie ist leider viel zu früh von uns gegangen."

Was also sind die Merkmale, die glücklich oder unglücklich machen? Wie kann man noch möglichst lange seinen Ruhestand gesund, körperlich und geistig fit, aktiv und selbstbestimmt mitten in der Gesellschaft erleben?

Es gibt eine reiche Literatur über Gesundheit im Alter. Die ganze Welt möchte im Alter rüstig und gesund bleiben und noch lange leben. Beispiele aus aller Welt zeigen Menschen in Situationen, die noch vor Jahrzehnten undenkbar erschienen. Siebzigjährige werden zu Werbeikonen, achtzigjährige Laufen einen Marathon, neunzigjährige diskutieren in Talkshows und hundertjährige führen noch ihr eigenes Leben. Doch auch in unserer Nachbarschaft begegnen wir diesen Menschen: in Fitness- und Sportgruppen, beim Einkaufen und im Urlaub. Ihr Alter ist absolut kein Hindernis, es ist oft eine Befreiung. Und das bringen sie lächelnd zum Ausdruck. Wie also sieht der Königsweg aus?

3.1 Werden Sie sportlich aktiv

Seien wir ehrlich. Das Arbeitsleben hat viel von uns gefordert, dazu kamen Familie und Freunde. Wenig Zeit blieb für die meisten von uns für eine ausreichende körperliche Bewegung, Sport oder den Besuch eines Fitnessstudios. Die meisten von uns werden es sicherlich häufiger versucht haben, werden vielleicht auch hin und wieder etwas für ihr Wohlbefinden oder ihre Gesundheit getan haben. Aber regelmäßig und ausreichend? Die meisten Fitnessstudios leben von den Mitgliedern, die ihren Beitrag zahlen, aber nur selten oder nie erscheinen.

Wir haben fast alle darin ein Defizit, was viele von uns auch sehen und spüren. Wir sind übergewichtig, wir weichen deutlich von Idealproportionen ab und hier und da zwickt es gewaltig.

Wir kommen außer Puste, wenn wir Treppen laufen, einen Spurt, um den Bus zu bekommen, setzen wir erst gar nicht mehr an. Die Ratschläge unseres Arztes kennen wir zu Genüge, aber dafür hatten wir BISHER ja keine Zeit. Diese Entschuldigung - und ich nenne es nicht Ausrede - haben wir nun nicht mehr. Wir haben nun für unser Wohlbefinden, für unseren Körper und für unsere Gesundheit Zeit und wir sollten sie uns auch nehmen. Denn die Gesundheit ist die Grundlage aller Überlegungen, die wir in diesem Buch noch anstellen werden. Ohne unsere Gesundheit ist alles nichts. Ganz egal, wie Sie jetzt darüber denken, das werden Sie noch an vielen Beispielen erfahren, daraus können Sie Ihre Schlüsse ziehen. Und ich hoffe inständig für Sie, nicht erst im Krankenhaus, nicht erst spät oder sogar zu spät. Viele von uns gehen mit ihrer Gesundheit so fahrlässig um, als hätten sie noch mehrere Leben in petto oder als wäre jedes Leiden von den Ärzten zu kurieren. Das ist ein fataler Irrtum, der zu einer grausamen Erfahrung werden kann. Ich habe während meiner Krankheit, während meiner Reha-Zeit und meiner Rekonvaleszenz immer wieder Ärzte gefragt, was ich tun kann, um möglichst wieder gesund und fit zu werden. Ich hatte auch Zeit, mich mit wissenschaftlichen Untersuchungen und Ergebnissen zu beschäftigen, die einen dieser Aspekte berührten. Die Summe und das Ergebnis meiner Recherche finden Sie hier. Neben anderen Ratschlägen, auf die ich noch zu sprechen komme, standen die körperliche Aktivität, die Bewegung und der Sport immer an vorderster Stelle.

3.2 Vom Sportmuffel zum Fitnesschampion

Als ich mich vor einigen Jahren einem ausführlichen Gesundheitscheck unterziehen lassen musste, war das Ergebnis niederschmetternd. Kaum ein wichtiger Wert war im Normalbereich, geschweige denn altersgemäß. Ich fühlte mich auf dem Nachhauseweg miserabel, bekam Schweißausbrüche und Luftnot, mehrmals wurde mir schwarz vor Augen. Ich war erleichtert, endlich zu Hause angekommen zu sein, entkorkte eine Flasche Rotwein, setzte mich auf meine Veranda und überlegte: „Ich werde den Arzt wechseln, er hätte mich doch schon früher auf meinen Gesundheitszustand aufmerksam machen müssen. Außerdem gibt es bessere Ärzte, die mir mit den entsprechenden Medikamenten helfen können."

Dann wurde ich noch wütender: „Wie viel Geld habe in den letzten Jahren ich schon bezahlt und jetzt das. Was ist das für ein Arzt, der nur mein Geld will, mir aber noch nie geholfen hat."

Erst als ich die Flasche Wein geleert hatte, erinnerte ich mich wieder an die Arztbesuche der letzten Jahre.

Was hatte er mir nicht alles geraten:

- **Rauchen aufgeben.** Habe ich schon vor 20 Jahren getan, ging nicht mehr anders. Leider erst nach dreißig Jahren intensiven Rauchens. Hat mir absolut gutgetan, muss morgens nicht mehr eine halbe Stunde husten. Kriege auch im Herbst wieder viel besser Luft.

- **Weniger Alkohol trinken.** Mein Gott, ein Fläschchen Wein am Abend, was ist das schon. Dummerweise hatte ich die zweite gerade geöffnet. Habe bisher weder was von den Empfehlungen meines Arztes noch von denen der WHO gehalten.

Ging ja auch bisher gut – sehr gut. Einen wirklichen Kater kenne ich nicht, und am nächsten Tag war ich immer wieder fit. Das wird doch alles übertrieben – oder doch nicht?

- **Auf das Gewicht achten.** Wie soll ich das machen, ich kann bei meinem Arbeitspensum keine Diät machen oder hungern. Außerdem bekomme ich selten geregelte Mahlzeiten, und das

Kantinenessen ist auch nicht das gesündeste. Geht also gar nicht in meiner Situation.

Aber habe ich es schon einmal ernsthaft versucht? Mir fiel leider keine überzeugende Antwort ein.

- **Gesünder essen.** Ich nehme ja schon keinen Zucker mehr im Kaffee, auf Fette achte ich auch, esse weniger Salz und Fleisch. Aber ich kann doch nicht auf alles verzichten. Ich bin nun mal ein Genussmensch, wofür arbeite ich denn?

Die Gedanken an Schokolade, Kuchen und Torten und an die vielen Leckereien abends vorm Fernseher versuchte ich, vergeblich zu verscheuchen. Auch wenn ich mir immer wieder tröstend sagte, dass mein Konsum in den letzten Jahren deutlich zurückgegangen sei. Und ich erinnerte mich an viele Freunde, die durchaus viel mehr „Zucker" in jeglicher Konsistenz zu sich nahmen.

- **Sport treiben.** Dafür habe ich bei meinem Job zu wenig Zeit. Außerdem war ich schon zweimal im Fitnessstudio angemeldet. Meistens war nach einem Monat Schluss. Ich habe es zeitlich nicht hinbekommen. Auch meine Fitnessgeräte stehen meist unbenutzt in dem extra dafür hergerichteten Fitnessraum. Tut mir leid, ich seh´s ja ein, aber im Moment unmöglich.

Aber zum Fernsehen und für den Computer habe ich doch immer Zeit. Und die Wochenenden – wofür nutze ich sie?

- **Weniger Fernsehen.** Wenn ich abends müde nach Hause komme, ist das oft die einzige Unterhaltung, die ich mit meiner Frau genießen kann. Und so viel ist das nicht.

Wirklich? Ist das nicht schon eine fatale Gewohnheit?

- **Weniger Stress.** Gut gesagt, aber wo soll ich ansetzen. Meinen Chef erwürgen? Meinen Beruf wechseln? Einige Kolleginnen und Kollegen versetzen oder entlassen? Oder die täglichen Fahrten mit dem Auto durch Berlin mit dem Taxi machen? Keine Ahnung, wie das gehen soll?

Und was ist mit dem Freizeitstress? Mit den vielen Ehrenämtern, den Vereinen und Gruppen für die ich immer bereit bin, noch mehr zu machen. Und beruflich? Bin nicht ich derjenige, der immer noch etwas drauf packt, um ja gut dazustehen, zu glänzen?

Nach diesen Überlegungen gab ich den Blick in die Vergangenheit auf, um nicht noch mehr Versäumnisse und gesundheitliche Sünden zu entdecken. Meine Verärgerung auf meinen Arzt schwand mit jeder weiteren Überlegung. Ich war fest entschlossen, beim nächsten Besuch mit ihm einen Plan zu entwickeln, wie ich meine körperliche Situation verbessern könnte.

Das Gespräch einige Tage später bei meinem Arzt dauerte fast eine halbe Stunde und beinhaltete all das, was mir seit Tagen durch den Kopf ging. Nur, dass mir mein Arzt die Konsequenzen meines Lebenswandels anhand der Werte drastisch deutlich machte. Zwischendurch wurde mir wieder schwarz vor den Augen. Aber ich nickte fast mechanisch zu allem, was er mir vorschlug. Ich hatte den Ernst der Lage erkannt, dachte ich.

Auch wenn es mir ein paar Tage später wieder besser ging, ging mir das Gespräch nicht mehr aus dem Kopf. Vor allem nicht mein Versprechen, das ich ihm gab. Ich versuchte immer wieder, zu rekapitulieren, was ich alles zugesagt oder selbst vorgeschlagen hatte und was ich davon umsetzen könnte. Wo sollte ich ansetzen? Womit anfangen?

Mittlerweile war meine Frau in all meine Überlegungen eingeweiht. Davor hatte ich mich zunächst zu drücken versucht, weil ich wusste, dass dann ein noch größerer Druck auf mir lasten würde, das Notwendige auch umzusetzen. Aber sie wurde mir eine kluge Beraterin.

Als erste Maßnahme verbannten wir das Auto als Fahrzeug für den Berufsweg. Eine Jahreskarte für die S- und U-Bahn wurde angeschafft und genutzt.

Erste Fitnessbilanz: zwei Mal 1200 Meter zur S-Bahn, zwei Mal 800 Meter zur Arbeitsstelle und dazwischen häufiger kleinere und größere Strecken mit den öffentlichen Verkehrsmitteln. Nach einer nicht ganz einfachen Umstellungsphase genoss ich die Morgenzeitung, hörte Musik und immer öfter ein Hörbuch. Manchmal stieg ich sogar eine Station früher aus, um einen weiteren Weg zur Arbeit oder nach Hause zu haben. Ich fühlte mich deutlich fitter, und das machte mich stolz.

Ergänzt wurden diese Wege durch regelmäßige Spaziergänge nach dem Essen am Wochenende. Jeweils samstags und sonntags spazierten wir dreißig bis sechzig Minuten um die Blöcke oder durch den Park. Es tat uns gut und erfrischte mehr als ein Mittagsschlaf.

Ich nahm mir – wie in früheren Jahren – mein Essen mit zur Arbeit. Von nun an hatte ich immer mein bewusst ausgewähltes Essen in meiner Portionsgröße. Und ich konnte in Ruhe essen, musste nicht noch während des Essens in der Kantine meine Dienstgespräche fortsetzen. Eine halbe Stunde mittags zum Abschalten und Essen – ein ganz neues Gefühl. Ich war auch darauf stolz.

Und ich wechselte meine berufliche Tätigkeit. Das war wohl der größte, aber auch der wichtigste Schritt, obwohl mir diese

Veränderung wie ein Tanz in vermintem Gebiet vorkam. Er verlangte mir alles ab, schärfte aber Geist, Körper und letzten Endes auch meine Nerven. Irgendwann fühlte ich mich stressresistent und hatte damit zwei „Fliegen" mit einer Klappe geschlagen.

Mein Arzt kommentierte diese Veränderungen, auf die ich mächtig stolz war, mit einem „nicht schlecht für den Anfang." „Nicht schlecht!", was soll so eine Bemerkung nach all den Anstrengungen und Mühen, dachte ich und wollte schon protestieren. Ich hielt mich jedoch zurück und wartete die Untersuchungen ab. Aber beim Abschied klagen seine Worte ein wenig versöhnlicher: „Das ist ein guter Anfang, Sie werden es selbst spüren, wenn Sie mehr brauchen. Machen Sie so weiter." Auf dem Spaziergang nach Hause konnte ich mich wieder beruhigen, meine Bemühungen waren doch nicht umsonst.

Die Einsicht kam sechs Jahre später. Ich spürte deutlich, dass meine körperlichen Bemühungen nicht mehr ausreichten. Probleme beim Treppensteigen, Rückenprobleme, fehlende Puste und eine Steifheit aller Muskeln – vor allem am Morgen –, veranlassten mich wieder, eine gründliche Untersuchung bei meinem Hausarzt durchführen zu lassen. Das traf sich deshalb gut, weil mein bisheriger Arzt aus Altersgründen seine Praxis an einen jungen Kollegen übergeben hatte. Er hatte als Krankenhausarzt einen sehr guten Ruf, machte bei seinen älteren Patienten mit dem Fahrrad Hausbesuche – auch nachts und bei jedem Wetter. Das imponierte mir, als ich es selbst einmal beim Geburtstag einer 89-jährigen Dame erleben durfte. Er kam tatsächlich am 1. Februar mit dem Fahrrad um halb zehn auf einen Anruf hin zu der Dame, die mit akuter Luftnot oder einem Asthmaanfall zu kämpfen hatte. Dabei war er ausgesprochen freundlich und ohne Eile, obwohl er schon den ganzen Tag in der Praxis viele Patienten behandelt hatte. Respekt!

Eine gründliche Untersuchung aller Blutwerte lehnte er bei mir bei meinem ersten Besuch mit der Bitte ab, ich möge doch erst einmal alle Untersuchungsergebnisse der letzten Jahre vorbeibringen, dann werde man weitersehen. Nachdem ich ihm diese Ergebnisse gebracht hatte und er persönlich einige Untersuchungen durchgeführt hatte, stellte er seine Diagnose: „Sie sind nicht krank, Sie sind völlig untrainiert. Sie haben kaum noch Muskeln, Ihre Sehnen sind verkürzt, Ihre Kondition und Ihr Lungenvolumen sind weit unterdurchschnittlich. Sie spüren – vor allem am Morgen – jede Belastung als leichten Schmerz. Sie müssen ein Muskelaufbautraining und ein Konditionstraining beginnen, sonst können Sie bald noch schlechter laufen und Herz und Kreislauf werden weiter geschädigt."

Zu meiner Überraschung nahm er ein Blatt Papier, zeichnete fünf Übungen auf und machte sie mir nacheinander auf dem Boden vor. „Wenn Sie diese Übungen täglich zehn Minuten durchführen, werden Sie alle Muskelgruppen bedienen, aufbauen und verstärken. All Ihre Wehwehchen und Schmerzen werden schon bald weg sein. Sie werden sich deutlich wohler fühlen. Außerdem rate ich Ihnen, wöchentlich drei Mal zu laufen oder Fahrrad zu fahren. Das wird Ihre Kondition stärken. Tun Sie es, wenn Sie in fünf Jahren Ihre Pension noch lange gesund genießen wollen."

Ich will es gleich vorwegnehmen, die Übungen zum Muskelaufbau habe ich maximal zehn Mal durchgeführt, quälend und schmerzhaft und ich musste eine jämmerliche Figur dabei gemacht haben. Es machte absolut keinen Spaß, ich fühlte mich überhaupt nicht in der Lage, diesen Kraftaufwand zu bewältigen.

Aber meine Frau machte mir ein neues Fahrrad schmackhaft. Sie brachte mir Fahrradzeitschriften mit, zeigte mir Testberichte und ich merkte, dass ich immer häufiger nach einem solchen Fahrrad Ausschau hielt. Zu meinem sechzigsten Geburtstag erhielt ich dann mein „Traum Rad", ein Trekking-Bike vom Feinsten. Ich hatte noch nie ein so tolles Fahrrad und spürte plötzlich, welch wunderbare Erfahrungen man damit machen konnte. Ich musste mich nach der Arbeit nicht mehr zwingen, noch eine „Feierabendrunde" zu drehen, fuhr am Wochenende nach einigen Übungen gerne mal fünfzig oder manchmal sogar achtzig Kilometer. Ich entdeckte meine Umgebung völlig neu, fuhr durch Straßen, die ich noch nie gesehen hatte, durch Landschaften voller Schönheit und Reizen, über Felder, an Wiesen vorbei und rastete an Bächen und Seen. Zwischen Mai und Oktober legte ich knapp über fünfzehnhundert Kilometer zurück, obwohl ich meine Kondition am Anfang mühevoll aufbauen musste. Zum ersten Mal betrieb ich eine Sportart mit Leidenschaft. Im Jahr darauf entschied ich mich täglich zur Arbeit zu fahren. Je nach Situation fuhr ich ein Stück mit der S-Bahn und den Rest mit dem Fahrrad. Das waren zwischen zehn und fünfundzwanzig Kilometer. An schönen Sommertagen fuhr ich auch schon mal beide Wege auf unterschiedlichen Strecken und kam so auf über sechzig Kilometer. Wenn ich nach Hause kam, war mein Kopf frei und meine Emotionen auf einem neuen wunderbaren Level. Ich war bereit für den Feierabend, offen für Gespräche mit meiner Frau oder meinen Freunden. Nichts mehr von der Arbeit hing in meinen Kleidern. Ich hatte alles zurückgelassen oder abgeschüttelt. Es ging mir so gut. Vielleicht sollte ich auch erwähnen, dass ich dabei über den Sommer sieben Kilo abgenommen hatte und mein viel zu hoher Blutdruck sich auf einem deutlich niedrigeren Niveau stabilisierte. Luft bekam ich wieder, so viel ich brauchte und jede Treppe nahm ich mit Bravour. Meine Arbeit machte mir mehr Spaß, denn ich hielt die langen Sitzungen ohne Ermüdungserscheinungen durch, konnte mich besser konzentrieren und fühlte mich fit. Meine Arbeitsergebnisse waren deutlich besser, was ich selbst, aber auch andere bemerkten. Alles war gut.

Drei Jahre später kam die Krebsdiagnose. Was für eine Ironie. Zum ersten Mal fühlte ich mich rundum fit und wohl, hatte beruflich alles erreicht und war darüber sehr stolz. Und dann dieses perfide Wort: Prostatakrebs. Mir war sofort bewusst, dass die Diagnose mein Leben verändern würde und dass ich kämpfen musste – mehr als bisher. Nach der Diagnose meines Urologen und den ersten Gesprächen über die Möglichkeiten der Behandlung fuhr ich mit dem Fahrrad nach Hause. Dieses Mal war ich ganz klar und kalt wie ein Fisch. Kein Nervenflattern, keine Schweißausbrüche und keine schwarzen Ringe vor meinen Augen. Plötzlich wurde mein Leben nur noch von einem Gedanken erfasst: „Wie kann ich diese Krankheit besiegen? Was muss ich darüber wissen? Was muss ich tun? Wie werde ich bald wieder gesund?" Um diese Fragen kreisten meine Gedanken, die ich zuhause mit meiner Frau vertiefte. Wir waren uns einig, dass wir den Krebs mit allen Mitteln bekämpfen und überwinden würden. Wir hatten uns nach zweiundvierzig Ehejahren noch zu viel gemeinsam vorgenommen. Zu früh zum Sterben.

Eine Woche hatte ich Zeit, um mich mit dem Gedanken zu beschäftigen, wie kann ich den Krebs besiegen. Welche therapeutischen Möglichkeiten gibt es für mich? Ich informierte mich so umfassend wie möglich. Besprach die Vor- und Nachteile, die Risiken und Folgen mit fachkundigen Freunden und entschied mich dann für die Totalentfernung der Prostata. Mein Urologe empfahl mir dafür Dr. K., Leiter des interdisziplinären Prostatakrebzentrums der Charité Berlin, ein sehr erfahrener, ausgezeichneter Fachmann für diese

Operationen. Schon am nächsten Tag konnte ich mit ihm ein Gespräch führen, in dem er mir versicherte, dass bei dieser Krebserkrankung mit meiner Diagnose die Chance auf eine vollständige Heilung ausgesprochen groß sei.

„Ich habe von Dr. S. erfahren, dass Sie fit und gesund sind. Die Operation werden Sie mit Sicherheit gut verkraften. Drei Tage nach der Operation können Sie nach Hause. Das kann ich Ihnen versprechen, wenn nicht etwas völlig Unerwartetes dazwischenkommt."

Ich habe ihm alles geglaubt. Es war so überzeugend und so wohltuend, dass es zu meinem Credo wurde. Das Ergebnis dieses Gespräches war, dass alle Zweifel, alle Ängsten oder Fragen nach der Zukunft fast vollständig verschwanden. Die Gedanken fokussierten sich auf den Tag der Operation und die Situation danach.

Am Freitag, dem 16. August, sollte ich als erster um 8.00 Uhr operiert werden. Ich fuhr um 6.00 Uhr mit der S-Bahn in die Charité, meldete mich dort und bekam meine „Krankenhausbekleidung", wurde für die Operation vorbereitet und wachte kurz nach 11.00 Uhr auf. Ich war sofort hellwach, was nicht nur die Schwestern erstaunte, sondern auch mich, denn ich hatte andere Vorstellungen, wie es einem nach einer Operation zu gehen hatte. Montags fuhr ich mit dem Taxi nach Hause, freitags wurde die Blasendichte getestet und der Katheder gezogen. Danach feierte ich mit der ganzen Familie meine Heimkehr, bevor es dann am Montag in die Reha ging.

Am Wochenende stellte ich mir natürlich die Frage, was mich dort erwarten würde. Ich ließ es auf mich zukommen. Und es wurde eine gute Zeit. Ich lernte wieder, meine Muskeln zu bewegen, verlor die nach der Operation kurz vorhandene Scheu vor körperlicher Bewegung und fasste wieder Zutrauen in meinen Körper. So langsam fühlte ich mich wieder nahe an einem erträglichen „Normalzustand". Aber das war nicht das Entscheidende in diesen drei Wochen. Nach vielen Überlegungen und Gesprächen entschied ich mich, ein Jahr vor meinem regulären Ruhestand als Schwerbehinderter aus dem Dienst auszuscheiden. Von diesem Zeitpunkt an veränderte sich mein Blickwinkel. Nicht mehr die Wiederaufnahme der Arbeit, nicht mehr das letzte Arbeitsjahr, nicht mehr die Kolleginnen und Kollegen standen im Blickfeld, sondern die „neue Zeit". Hilfreich waren die Gespräche mit den Ärzten, den Psychologen und den vielen Mit-Patientinnen und Mit-Patienten, die sich zu einem großen Teil ähnliche Fragen stellten und sich mit den gleichen Überlegungen beschäftigten. Ich organisierte eine Gesprächsrunde zu der Frage „Wie kann ich gesund alt und glücklich werden?"

Schon alleine die Tatsache, dass ich „laut" über die Frage nachdachte, eine Gruppe organisierte sowie Ärzte und Psychologen dazu einlud, machte mich schnell zu einem fach- und sachkundigen Laien, der täglich mehrmals angesprochen wurde. Meist ging es um persönliche Probleme und Fragen im Zusammenhang mit der Krankheit oder dem Alter, wobei ich das Wort Krankheit immer scherzhaft mit der Bemerkung beiseiteschob, wir reden hier nicht über Krankheit, wir reden hier nur über unsere Gesundheit. Am Ende dieser dreiwöchigen Reha Zeit zog ich für mich ein einfaches Resümee: Ich muss auch weiterhin körperlich und geistig aktiv und fit bleiben. Für viele mag das eine banale Weisheit sein, aber ihre Umsetzung ist für nicht wenige eine unüberwindbare Hürde. Was also muss ich tun, um diese einfache Erkenntnis zu leben?

Meine bisherigen Versuche, körperlich fit und aktiv zu bleiben, waren lange nicht erfolgreich. Es machte mir keinen Spaß, alleine durch die Gegend zu rennen, mich auf dem Laufband zu quälen oder im Sportstudio Gewichte zu stemmen. Ich hechelte ungern den anderen hinterher oder blamierte mich beim Yoga, weil ich mir steif wie eine olle Krücke vorkam.

Aber ich hatte ja mittlerweile auch Erfolgserlebnisse. Ich bin über 4500 Kilometer mit dem Fahrrad gefahren, was mir großen Spaß gemacht und meine Fitness erheblich verbessert hat. Ich bewege mich im Alltag viel mehr als früher und nutze jede

Möglichkeit, Strecken per Fuß oder Fahrrad zu bewältigen - und das schon eine ziemlich lange Zeit.

Also bat ich noch während der Reha meinen Sporttrainer zu einem Spaziergang und schilderte ihm meine Probleme. Das Ergebnis dieses Gespräches fasse ich für Sie in den folgenden Punkten zusammen:

- **Die Sportart muss zu Ihnen passen.**

  Es gibt nicht die richtige Sportart. Nicht jede Sportart ist gleich gut. Viele Faktoren bestimmen eine gute und passende Sportart. Die körperlichen Voraussetzungen müssen genauso stimmen wie die persönlichen Lebenserfahrungen. Nicht jeder hat die Figur zum Laufen, zum Turmspringen oder zum Tanzen. Einige haben Höhenangst, andere körperliche Gebrechen, Allergien oder Abneigungen gegen bestimmte Bewegungen. Manche sind muskulös, andere haben eine tolle Kondition. Das heißt, jeder Mensch ist anders. Es gibt nicht die eine Sportart, es gibt viele. Aber nur wenige passen gut zu Ihnen. Finden Sie es heraus. Probieren Sie die Sportarten aus, die Ihnen aus irgendwelchen Gründen zusagen. Bedenken Sie aber, dass es schwieriger ist, manche Sportarten mit 60 oder später zu beginnen. Das kann gewaltig schiefgehen.

- **Übung (oft schweißtreibend) macht den Meister.**

  Nehmen Sie sich Zeit. Die meisten geben viel zu schnell auf. Sie bedenken dabei aber nicht, dass gerade ältere Menschen Zeit brauchen, um ihre bisher ungenutzten Muskeln, ihre verkürzten Sehnen oder ihre technischen Fertigkeiten erfolgreich zu trainieren. Es geht nicht von heute auf morgen, nicht von diesem Monat auf den nächsten. Denken Sie eher an ein Jahr, bis Sie den Erfolg haben, den sie anstreben und der Ihnen möglich ist. Wenn Sie genau auf Ihren Körper achten und seine Veränderung wahrnehmen, werden Sie aber ständig kleine Verbesserungen feststellen. Sie sind erkennbar, spürbar und auch messbar. Stecken Sie Ihre Ziele nicht so hoch und akzeptieren Sie, dass Sie länger für Übungen brauchen, als die jungen Wilden, denen Sie manchmal in Kursen oder im Studio begegnen.

- **Suchen Sie sich Unterstützung!**

Sie haben bisher immer im Team gearbeitet und wollen nun ganz alleine eine neue Sportart erlernen. Sie werden sich schnell einsam fühlen und Ihre Motivation wird rapide abnehmen. Ich habe im Fitnessstudio erst dann großen Spaß gehabt, als ich in verschiedenen Kursen mit Gleichgesinnten und gleich Leidenden und Hoffenden meine Übungen durchführte. Es war nicht nur die Motivation in der Gruppe, es war auch das Gespräch über körperliche und sportliche Prozesse oder der Austausch von allgemeinen Gedanken. Wir achteten aufmerksam auf die körperlichen oder emotionalen Befindlichkeiten unserer Kameraden. Wir riefen an, wenn jemand fehlte oder wir stützen uns in schwierigen Situationen. Wir entwickelten einen Blick für die manchmal bescheidenen Erfolge oder für tolle Entwicklungen. Wir waren alle stolz, als wir von den verlorenen Pfunden hörten, als wir erfuhren, dass sich die Schmerzen hier und dort verschwanden. Im Alter sollte es keine Konkurrenz, keine Einzelkämpfer und keinen falsch verstandenen Stolz mehr geben. Ehrlich: Das hatten wir doch schon alles, das können wir getrost abhaken.

Ich habe mir Zeit und einen Trainer genommen, um meine Sportarten zu entdecken und zu finden. Ich meldete mich nach meiner Reha in einem Fitnessstudio an. Mein Trainer zeigte mir die verschiedenen Möglichkeiten, die zu meinem Körper, meinem Alter und meinen Zielen passten. Beim Indoor Cycling, Pilates und einigen Übungen zum Krafttraining fand ich mich wieder. Mit meinem Trainer habe ich mir ein Programm zum Muskelaufbau zusammengestellt, das ich auch zuhause alleine durchführen kann. Es fordert alle Muskelgruppen und berücksichtigt meine Schwächen und Stärken. Ich nutze diesen Fitnessplan immer dann, wenn ich zuhause zu lange ohne wirkliche Bewegung herumsitze. Es ist dann mein persönliches Ausgleichstraining. Nach eineinhalb Jahren erhielt ich den Ehrentitel "Fitnesschampion". Mir ging es sehr gut, ich fühlte mich toll.

Mittlerweile habe ich eine Jahreskarte für ein Hallenbad und ein Rennrad, mit dem ich im Sommer über die Landstraßen fahre und neue Landschaften entdecke. Ich kann den Tag unterwegs sein und fühle mich dabei sehr wohl. Das Fitnessstudio musste zurückstecken, weil ich das Schwimmen als neuen Lieblingssport entdeckt habe. Es geht mir wirklich gut.

4. Geistig aktiv bleiben – sich für andere öffnen

Wer sich körperlich bemüht, fit und aktiv zu bleiben, der wird auch geistig nicht verkümmern. Er wird mit Menschen zusammenkommen, sich austauschen und immer wieder etwas Neues erfahren und erleben. Das wird ihn auch geistig fit halten. Deshalb glaube ich, dass die körperliche Fitness wichtig ist. Keinesfalls möchte ich alle Bemühungen, sich geistig fit zu halten schmälern. Wie aber sieht hier die Realität aus? Was halten Menschen von geistiger Fitness im Alter und wie versuchen sie, mental fit zu bleiben?

Als ich mit meinem Hausarzt über meine bevorstehende Pensionierung sprach, schüttelte er sorgenvoll den Kopf und erzählte – auf meine Bitte hin - ein wenig von seinen Erfahrungen: „Viele Menschen verändern sich in ihrem Ruhestand sehr schnell. Noch bevor man ihre körperliche Veränderung wahrnehmen kann, spürt man ihren geistigen Verfall. Sie "vertrotteln". Er entschuldigte sich für diesen Ausdruck und setzte ihn ebenfalls in Anführungsstriche, meinte aber, dass dies der treffendste Ausdruck für diese Veränderung sei. Er nannte Beispiele: Ein Patient sitzt häufig bis zu zwölf Stunden täglich vor dem Fernseher, eine Patientin löst ununterbrochen Kreuzworträtsel, wiederum eine andere beschäftigt sich nur noch mit ihren Katzen. Und dazwischen gäbe es alle Schattierungen, aber leider nur wenige Menschen, die wirklich geistig aktiv bleiben. Er relativierte seine Aussage mit dem Nachsatz: „Aber es werden immer mehr, die für sich erkennen, dass man im Alter aktiv bleiben muss, um möglichst lange am Leben teilhaben zu können." Ja, und dazu sollen auch Sie gehören. Körperlich und geistig fit bis ins hohe Alter, damit Sie die Zeit des Ruhestandes genießen können.

Aber was kann ich tun, um meine geistige Fitness zu bewahren?

Der berufliche Alltag hat Ihnen viele Verpflichtungen auferlegt. Oft mussten Sie kämpfen, um den neusten Herausforderungen gewachsen zu sein. Aus- und Fortbildung – manchmal sogar an den Wochenenden – waren keine Seltenheit. Persönliche Interessen mussten Sie beiseiteschieben, weil Sie dafür keine Zeit hatten. So manche Freizeitbeschäftigung mussten Sie Ihrem Beruf opfern. Auch Hobbys blieben Wunschträume. Diese Möglichkeiten haben Sie jetzt. Greifen Sie Ihre Interessen und Träume wieder auf. Fangen Sie damit von vorne an.

Rolf D. hatte irgendwann den Motorbootführerschein und später auch den Segelführerschein gemacht. Sein Traum war eine kleine Motorjacht, mit der er über die Flüsse und Seen um Berlin und im Osten Deutschland schippern konnte. Davon träumte er immer wieder, schwärmte und konnte ihn dennoch nicht umsetzen. Es blieb ein Traum. Und es schien so, als ob er ihn begraben wollte. Eines Tages las er in einer Berliner Tageszeitung eine winzige Anzeige: „Überführung einer Motorjacht an die Müritz. Bitte unter … melden." Er kam zu mir und fragte mich, ob ich denn Lust hätte mitzukommen, wenn es klappen würde mit der Überführung. Ich sagte grundsätzlich zu und dachte nicht weiter über unser Gespräch nach. Doch zwei Tage später kam der Anruf: „Pack deine Sachen, wir sind eine Woche unterwegs, von Zeuthen zur Müritz und zurück mit einer anderen Jacht." Ich war völlig verdattert, musste nach einem Blick auf den Terminkalender absagen. „Leider keine Zeit, aber dafür findest du bestimmt genügend Interessenten." So war es auch. Am nächsten Tag schipperte er nach Norden und kam eine Woche später glücklich und beseelt zurück. Er hörte gar nicht mehr auf, zu erzählen. Er verfiel ins Schwärmen und ich hörte ihm gerne zu. Sein alter Traum war zurückgekehrte. Und er konnte ihn leben, genießen und sogar ausbauen, wie er mir erzählte. Das ist ungefähr fünf Jahre her. Seitdem ist er im Sommer nicht mehr zuhause, er wird ständig gebraucht, um Schiffe von hier nach dort zu überführen. Und das mittlerweile auch im Mittelmeer und im Atlantik. Ein eigenes Boot sei viel zu

teuer und aufwendig zu unterhalten, das hier sei sein „Ding".
Kapitän auf Zeit, mit wechselnden Schiffen und wechselnder
Besatzung. Gut bezahlt und immer im Urlaub, dabei glücklich
und zufrieden.

Bevor Sie jetzt Ihre Schlüsse daraus ziehen, will ich Ihnen noch
zwei Beispiele aus meinem Berufsleben schildern.

*Vor einigen Jahren nahm ich an einer Schulung einer Schweizer
Fortbildungsfirma teil. Die drei Tage waren für Führungskräfte
gedacht und sollten dazu dienen, eine neue* Corporate Identity *für
unsere Verwaltung zu entwickeln. Angekündigt war, dass der
Chef der Schweizer Firma diese Veranstaltung selbst
durchführen werde. Ich war zuerst erstaunt, als sich uns ein über
siebzigjähriger Herr mit weißem Haar als Leiter der
Veranstaltung vorstellte. Die anfängliche Skepsis wich bald einer
ehrlichen und respektvollen Bewunderung. Dieser Mann war
nicht nur hoch kompetent, sondern ein außerordentlich
dynamischer, fitter und kommunikativer Berater. Nach über
zehn Stunden gab es endlich Abendessen, danach war ein
gemütliches Beisammensein geplant. Wie der Zufall es wollte,
saß ich an seinem Tisch, wir kamen ins Gespräch. Ich sprach ihm
meinen Respekt und meine Bewunderung aus. Insgeheim fand
ich es fast unfassbar, dass er an diesem Abend bei uns saß und
in seiner „Freizeit" mit uns plauderte. Ich schwärmte davon,
dass ich mir nach meiner Pensionierung, von der ich ja noch weit
entfernt sei, auch so einen „Traumjob" wünschte. Immer
körperlich und geistig aktiv, mit vielen Menschen im Austausch
und dabei so viel Wissen und Können weitervermitteln, das
müsse doch auch für ihn der absolute Traum sein. Er schüttelte
nachdenklich den Kopf. Er sah jetzt gar nicht mehr so fit und
dynamisch aus: „Ich würde gerne tauschen, zuhause meinen
Ruhestand genießen, meine Enkelkinder besuchen und ein
wenig Zeit für mich und meine Familie haben. Ich bin es*

manchmal leid, immer noch den großen Zampano zu spielen.
Aber ich komme da leider nicht raus. Mein Institut lebt und
stirbt mit mir.‟

Er machte jetzt einen erschöpften Eindruck, ich hatte Mitleid
mit ihm und wagte mit keinem Einwand seine Aussage zu
relativieren. Ich ließ sie so stehen, er verabschiedete sich und
ging.

Klaus D. hatte – nachdem er alle Möglichkeiten einer
Verlängerung ausgeschöpft hatte - ein Jahr vor mir seinen
Ruhestand erreicht. Er gründete ebenfalls eine „Beraterfirma‟
und setzte seine berufliche Tätigkeit als Selbstständiger fort. Bei
jedem Treffen erzählte er mit ausschweifenden Geschichten,
welche großartige Arbeit er für seine Klientel leiste. Er hetzte
von einem Termin zum anderen und versuchte mit seinen
profunden Kenntnissen Fehlentwicklungen zu korrigieren. Er
klagte weiterhin über Stress und eine zu hohe Arbeitsbelastung.
Die Folgen ließen nicht lange auf sich warten. Rauchen, Stress
und fehlende Bewegung führten trotz hoher geistiger Aktivität
zu schwerwiegenden Gesundheitsproblemen. Mittlerweile
musste er diese Arbeit wieder aufgegeben. Seine Gesundheit
lässt keine Tätigkeit mehr zu. Bedauerlicherweise ist sie auch
nicht wiederherzustellen.

Was habe ich aus diesen Beispielen für mich gelernt?

Gerade in dieser Lebensphase sind Interessen und Hobbys
besonders wichtig, um weiterhin am gesellschaftlichen Leben
teilzuhaben und geistig fit zu bleiben. Sie schaffen glückliche
Momente und Stunden. Sie öffnen Ihnen den Weg zu anderen
Menschen, sie bringen neue Verbindungen zustande und
schenken Freude am Leben. Sie verhindern trübsinnige
Gedanken, machen fröhlich und schärfen Geist und Verstand.

Ich persönlich rate Ihnen jedoch davon ab, Ihre berufliche Tätigkeit zum Hobby zu machen und sie so fortzuführen. Ich kenne nur wenige, die diese Verbindung erfolgreich und zufrieden umsetzen konnte. Sie lässt Sie nicht zur Ruhe kommen und erweitert nicht Ihren emotionalen und geistigen Horizont, sondern setzt Sie weiterhin unter Druck, beeinträchtigt ihre körperliche und geistige Gesundheit und damit auch Ihr Wohlbefinden.

4.1 Back to the roots

Ich persönlich habe meinen Garten wiederentdeckt. Die Rasenfläche – quadratisch, praktisch und pflegeleicht – hat mir mangels Zeit und Ideen dreißig Jahre lang genügt. Ich fand sie zwar langweilig, aber irgendwie passte sie zu meinem damaligen Leben. Vertikutieren, düngen, mähen und wässern, das schaffte ich neben meiner Arbeit. Und der Rasen war groß genug für dreißig bis vierzig Gäste beim sommerlichen Grillen oder wenn meine Frau ihren Chor einlud. Ein passendes Zelt, und wir konnten im Sommer sogar bei leichtem Regen herrlich feiern. Das entschädigte für Tristesse und Einfallslosigkeit.

Vor zwanzig Jahren entschloss ich mich, eine erste Veränderung vorzunehmen: Drei Apfelbäume, ein Kirschbaum und ein Pfirsichbaum grenzten nun die Rasenfläche nach Süden ab. Später kam an der nordöstlichen Ecke ein buntes Blumenbeet dazu. Im letzten Jahr kam dann der radikale Umbruch. Ein Hochbeet, zwei 24 cm hohe Beete und ein „Tomatenhaus" kamen in Eigenarbeit dazu und schnitten ungefähr 16 qm von meiner Rasenfläche für Kräuter, Gemüse-, Salat- und Tomatenanbau ab. Es war für mich eine neue Erfahrung. Meine zwei linken Hände mutierten zu brauchbaren Werkzeugen und an meinem Schreibtisch entstanden mithilfe des Internets Baupläne für meine Gartenarchitektur. Alles dauerte viel länger, manches musste mehrmals in Angriff genommen werden, einiges ging schief. Aber genau das machte diese neue Herausforderung so faszinierend und am Ende war ich stolz. Ich erinnerte mich an meine Kindheit auf dem Bauernhof und an den großen Bauerngarten. Die Erinnerungen wirkten wie ein hoch ansteckendes Virus. Ich vergrub mich in Gartenliteratur und war wild entschlossen, dies als mein neues Hobby auszubauen.

Schon im April versorgten wir uns mit eigenem Salat, dann kamen Radieschen dazu und die vielen frischen Kräuter. Alles wucherte auf der neuen fetten Erde, die ich mir von einer Kompostieranlage bringen ließ. Viel zu viel pflanzte ich an, auch einige eher ungeeignete Gemüsesorten, aber der eigene kleine Garten war eine wunderbare Sache und herrlich anzusehen. Die Erdbeeren und die Himbeeren, die Stachel- und Johannisbeeren wurden von den Enkelkindern direkt von den Sträuchern in den Mund gepflückt. Mein Tomatenhaus war eine Wucht, obwohl sich daraus ein Tomatendschungel entwickelte. Die viel zu eng stehenden Pflanzen wuchsen trotzdem prächtig und meine Tomatenernte war außergewöhnlich groß. Acht verschiedene Tomatensorten gediehen prächtig. Viele Menschen blieben stehen, bestaunten die Ernte und überhäuften mich mit Fragen. Meine Familie, Freunde und einige Nachbarn wurden mitversorgt. Genau so ging es mir später mit Zucchini und Gurken. Die Ernte war so reichlich, dass ich sie nicht alleine verwerten konnte. Mein neues Hobby gesellte sich zu meinem ältesten, dem Kochen. Als Genussmensch und Hobbykoch nutzte ich schon während meiner Dienstjahre, jede Gelegenheit zum Kochen. Jetzt konnte ich meine neue Liebe zum Pflanzen und Ernten damit verbinden und biologisch angebaute, frische Gemüsesorten direkt nach der Ernte verwerten. Lebensgenuss pur.

4.2 Online – offline

Wir Senioren sind keine Digital Natives. Wir haben im besten Fall die Entwicklung des Computers und des Internets mitgemacht oder sind aus persönlichen oder beruflichen Gründen dazu gestoßen. Für uns war diese Technik eine Weiterentwicklung der Schreibmaschine, des Dateikastens, des Ordners, der Verwaltung, des Telefons, des Wissenserwerbs und vor allem der Kommunikation. Wir haben uns dieses Wissen oft mühsam erworben und es im Rahmen unserer Möglichkeiten angewandt. Mein erster Computer, ein Intel XT 86 mit einem monochromen Monitor und einem Drucker, hat mich ein kleines Vermögen gekostet. Es war meine teuerste technische Anschaffung aller Zeiten. Später kam ein DIN A3 64 - Nadeldrucker von Epson dazu, dann der erste schwarz-weiß Laserdrucker und später ein Farbdrucker. Danach folgten ständig neue Geräte: Computer, Drucker, Notebooks, Handys, Tabletts und sonstige technische Spielereien. Sie sehen, ich war vernarrt in die Technik und gehörte immer zu den ersten, die sich das Neuste leisteten und es ausprobierten. Ich nutzte es beruflich sehr intensiv, gab zeitweise meinen Kolleginnen und Kollegen Kurse in den verschiedensten Programmen und war auch privat begeistert von der gesamten Entwicklung. Was ich aber immer betonte und durchhielt, war meine grundsätzliche Einstellung zum Computer: Er war ein Werkzeug, das mir meine Arbeit erleichterte und mein persönliches Leben bereicherte. Das war für mich immer logisch, denn die reale Welt kam mit den Möglichkeiten der digitalen Welt nicht mehr nach. Das Wissen der gesamten Welt war lange Zeit – jährlich durch einen neuen Band aktualisiert – in meiner Meyers Enzyklopädie, die ich zum Abitur von meiner Frau geschenkt bekam. Das Wissen veränderte sich so schnell und nahm noch schneller zu, dass Meyers genau wie der Brockhaus kapitulieren mussten. Nur die digitale Welt war in der Lage, die Explosion des weltweiten

Wissens und der damit verbundenen Veränderung zu dokumentieren und zeitnah zur Verfügung zu stellen.

Heute kontrolliert die digitale Welt unser Leben und ein „Entkommen" ist nur sehr schwer möglich. Wir sind fest eingebunden in die digitale Welt, die weite Teile unseres Lebens beherrscht. Ohne sie würde unsere Gesellschaft nicht mehr funktionieren. Und wir müssten auf viele lieb gewordene Annehmlichkeiten und technische Möglichkeiten in unserem Leben verzichten. Doch die „schöne neue Welt" ist schon viel weiter vorgedrungen, als wir wahrhaben wollen. Sie ist tief in unserem Kopf, hat Bewusstsein und Lebenseinstellungen und gewohnte und traditionelle Verhaltensweisen vollständig verändert. Manche sind ihr schon so weit verfallen, dass sie süchtig nach diesen Kommunikationstechniken und –formen sind. Soziale Netzwerke prägen das Bild unserer Zeit und bestimmen, was gefällt oder nicht gefällt. Beziehungen werden in anonymen Netzwerken gepflegt und auch beendet. Augen und Halsmuskeln leiden und verändern sich aufgrund des stereotypen Blicks auf Smartphone und Tablett. Der Mensch entwickelt sich langsam zu einem humanoiden Fortsatz des Computers. Fahren Sie in Berlin S- oder U-Bahn, dann sehen Sie, dass achtzig bis neunzig Prozent der Menschen auf ihr Handy starren. Darüber hinaus nehmen sie nichts oder nur wenig wahr. Das gilt auch für Paar oder kleine Kinder, sie alle haben bereits die digitale Form der Kommunikation so weit verinnerlicht, dass die reale Welt für sie nur noch eine untergeordnete Bedeutung hat. Und wehe, wenn diese reale Welt durch irgendwelche Prozesse den digitalen Fluss ins Nirwana unterbricht, so muss man durchaus mit aggressiven und feindseligen Reaktionen rechnen. Und dies ist längst nicht der Höhepunkt oder das Ende eines Prozesses. Ganz im Gegenteil: Wir befinden uns am Anfang einer Entwicklung in eine digitale Zukunft, die das reale Leben – so wie wir es kennen – vollständig verändern und auflösen wird.

Schon heute haben viele Menschen den Kontakt zur realen Welt verloren, sie ziehen sich in eine bunte digitale Scheinwelt zurück. Dort sei es einfacher, Kontakte zu finden. Schnell hat man Zugang zu neuen, interessanten Menschen, spürt Nähe und manchmal sogar so etwas wie Intimität. Manche pflegen in dieser Welt eine Vielzahl von Parallelbeziehungen und hoffen, eines Tages dort den perfekten Partner zu finden. Ich kann Sie nur davor warnen und Sie bitten: Haben Sie Mut zur Begegnung in der realen Welt.

Auch wenn ich mich schon mehrfach als Technikfan geoutet habe, so finde ich diese Entwicklung bedenklich und in Teilen gefährlich. Technik war und bleibt für mich ein Hilfsmittel, keine Ersatzreligion oder eine Ersatzwelt. Deshalb habe ich mir auch klare Grenzen gesetzt, in dessen Rahmen ich die schöne neue Computerwelt nutze.

- *Der Computer ist für mich ein technisches Hilfsmittel, das ich als solches nutze. Das gilt vor allem für das Schreiben (komfortable Schreibmaschine), für das Recherchieren (weltweit im Netz), für die schriftliche Kommunikation (Mails), für Nachrichten und Informationen und für die Verwaltung meiner Dateien (Dokumente, Bilder und Daten). Ich gebe zu, dass auch ich manchmal der Faszination erlege und häufiger und länger vor der Kiste sitze.*

- *Für mich steht die reale Welt grundsätzlich an erster Stelle. Der Kontakt mit Menschen, das persönliche Gespräch und mein Arbeitszimmer sind für mich bedeutsamer als ein Computer. Nur wenn ich in dieser realen Welt nicht mehr weiterkomme, dann benutze ich die digitalen Helfer.*

- *Es ist mir bewusst, dass die Nutzung der digitalen Techniken – vor allem Computer, Internet und Handy – meine Privatsphäre und meine Persönlichkeitsrechte erheblich beeinträchtigen können. Um nicht zum gläsernen Menschen zu werden, achte ich penibel darauf, welche Daten und Informationen ich wem weitergebe. Deshalb nutze ich soziale Netzwerke nur sehr vorsichtig und begrenzt, um nicht die Kontrolle über meine reale Welt zu verlieren. Für viele Autoren ist Facebook eine wichtige Kommunikationsplattform. Ich habe sie über ein Jahr genutzt, um meine Bücher vorzustellen und zu bewerben. Ich kann nicht abschätzen, ob Facebook den Verkauf meiner Bücher vorangebracht hat. Doch ich weiß, dass diese Plattform aufgefressen und meine Gedanken beeinflusst, wenn nicht sogar manipuliert hat. Die schnelle Kommunikation, die ungeprüften Nachrichten, die gegenseitigen Angriffe und der Hass widerten mich an. Dies ist mittlerweile ein politisches und gesellschaftliches Problem mit einer hohen Brisanz. Die sozialen Netze lösen die öffentlichen Medien ab, ohne jedoch ihre Qualität und Objektivität zu erreichen. Früher galt als „wahr", was in der Zeitung stand, heute gilt als „wahr", was die sozialen Netze verbreiten. Eine gefährliche Entwicklung. Darüber hinaus habe ich eine Internetseite, die Sie gerne besuchen dürfen (http://raimundbayer.jimdo.com/). Damit gebe ich auch einiges über mich preis, behalte aber doch viel besser die Kontrolle über meine Webseite und meine Daten (...das glaube ich wenigstens).*

- *Die weltweite Vernetzung und ihre Digitalisierung eröffneten Kriminellen aus der ganzen Welt neue Möglichkeiten des Betrugs, des Diebstahls und der Verletzung der Persönlichkeitsrechte. Das gilt leider mittlerweile auch für große internationale Unternehmen. Sie sind trotz umfangreicher Sicherheitsmaßnahmen nicht in der Lage, ihre Systeme zu schützen. Cyberkriminelle erbeuten auf der ganzen Welt Milliarden. Jeder muss sich deshalb, so gut es geht, gegen Angriffe aus dem Netz, absichern und schützen. Ich nutze deshalb nur relative wenige und für mich sinnvolle Programme und Apps, halte sie technisch immer auf dem neusten Stand, benutze einen guten Virenwächter, eine Firewall und einen Passwortgenerator und –verwalter. Ich kenne mittlerweile die Tricks, mit denen man Phishingmails oder Trojaner auf meinen Rechner zu schleusen versucht. Ich schalte sie aus oder ignoriere sie. Ich weiß, dass viele Nutzer bitteres Lehrgeld bezahlen mussten.*

- *Ein Lächeln, ein liebes Wort, ein Sonnenuntergang oder der Duft einer Rose kann mich nur in der realen Welt glücklich machen. Wenn ich mir diese Erfahrung immer wieder bewusst mache und sie genieße, dann kann mich die digitale Welt niemals in ihren Bann ziehen und mich von ihr abhängig machen.*

5. Mitten im Leben - für andere da sein – gemeinsam erleben

In den Achtzigerjahren lernte ich anlässlich eines Staatsbesuches den Dalai-Lama kennen. Ich hatte die Ehre, ihn begrüßen zu dürfen und mit ihm und einer großen Gruppe von Ehrengästen zu speisen. Nach dem Essen sprachen wir bei Kaffee und Tee noch einmal miteinander. Ich kann mich an das Gespräch nicht mehr genau erinnern, es war relativ kurz, weil so viele die Nähe des Dalai-Lamas suchten. Aber er sagte, dass das Glück nur zu einem käme, wenn man „für andere da sei und mit Ihnen fühlen könne". Er hatte damit vielleicht meine Person, die anwesenden Ehrengäste oder die hier vertretenen Politiker gemeint. Ich weiß es nicht, aber der Satz blieb bei mir hängen genauso wie das Bild der Augen, die mich dabei anschauten.

Mich beschäftigte diese Begegnung noch lange und seitdem immer wieder. Dieses Bild drängte sich vor allem dann in mein Leben, wenn ich wichtige Entscheidungen zu treffen hatte, wenn sich meine Wege verzweigten und ich nach dem richtigen suchte. Empathie und Mitgefühl wurden zu einer Kraftquelle in meinem Leben, gegen die ich mich nicht „wehren" konnte, nicht „wehren" wollte. Ich fühlte, dass sie eine immer größere positive Auswirkung auf meine Gesundheit und mein Glück hatten. Erst später las ich in einigen Veröffentlichungen, dass Empathie und Mitgefühl nicht nur das Leiden anderer lindern können, sondern auch unsere eigenen Schmerzen, dass sie unser Immunsystem stärken können und uns weniger anfällig für Stress machen können.

Für viele reicht es deshalb längst nicht aus, sich sportlich zu betätigen, ihren Interessen nachzugehen oder ihre Hobbys zu pflegen. Sie wollen mehr – sie wollen für andere da sein, ehrenamtlich tätig werden und der Gesellschaft etwas von dem zurückgeben, was sie in ihrem Leben als wunderbare Fügung des Schicksals geschenkt bekommen haben. Meine Generation musste in keinen Krieg ziehen, wir mussten keinen Hunger leiden und wir hatten die großartige Chance, unsere Talente und unsere Begabung entwickeln zu können. Unsere Anstrengung und Leistung wurden anerkannt, gebraucht und – wie ich finde – gut bezahlt. Dafür bin ich dankbar. Ich weiß aber auch, dass an vielen Stellen in ganz unterschiedlichen Bereichen – bei Freunden wie bei Fremden - meine Hilfe gebraucht wird. Und dafür bin ich bereit.

In meinem ganzen Leben habe ich neben meiner beruflichen Tätigkeit immer auch ehrenamtliche Arbeit geleistet. Das war in meiner Generation eine Selbstverständlichkeit. Eine Gesellschaft funktioniert nur dann, wenn sie von vielen getragen wird. Das heißt aber auch, dass viele bereit sein müssen, Aufgaben für die Allgemeinheit mit zu übernehmen. Sie müssen anpacken. Für viele Aufgaben und Arbeiten gibt es keine bezahlten Jobs. Sie bleiben entweder liegen oder werden nur mangelhaft erledigt.

Das Ehrenamt, die freiwillige Tätigkeit, das unentgeltliche Zupacken ist in unserer Gesellschaft schon seit Jahrhunderten Teil unserer Kultur. In der heutigen Zeit scheint diese Bereitschaft aber immer stärker zu schwinden. Der Rückzug ins Private, die Ablenkung durch Fernsehen, Computer, Handy und Internet, die Vollzeitbeschäftigung beider Partner sowie die überbordende Mobilität verschlingen die Zeit und rauben oft alle Möglichkeiten, sich um die Sorgen der realen Welt zu kümmern, geschweige denn, für andere da zu sein.

Die virtuelle Welt nimmt einen immer größeren Raum im Bewusstsein der Menschen als auch in der Wahrnehmung des Nächsten ein. Avatare, Profile, Imaginationen, Bilder und ein schneller Klick auf „gefällt mir" bestimmen heute die Realität vieler junger Menschen. Nichts ist mehr so, wie es war. Die virtuelle Welt verschlingt die Realität und damit den Umgang der Menschen untereinander. Man ist online, mit vielen alleine, gemeinsam einsam, alles ist flüchtig, nichts mehr greifbar. Schöne neue Welt.

Erst im Alter nach den beruflichen Verpflichtungen besinnen sich wieder viele Menschen auf das reale Leben und den Wert der Gemeinschaft: Sei es über einen Verein, über die Kirchengemeinde oder über andere gesellschaftliche Gruppen. Außerdem stellt man schnell fest, dass eine gut funktionierende Gemeinschaft Halt gibt und Freude schenken kann. Man ist nicht mehr einsam, man ist unter Menschen, oft unter Gleichgesinnten. Solche Gruppen können die Couch des Psychotherapeuten oder die Sitzungen irgendeiner anonymen Hilfsgruppe ersetzen.

Ich möchte Ihnen anhand einer Reihe von Beispielen zeigen, dass es sich noch immer lohnt, in die konkrete Welt zu investieren, sie zu entdecken und in ihr aktiv zu werden.

5.1 Flughafenseelsorger

Ich bin bekennender Christ und habe mich immer in meiner Gemeinde engagiert. Lange Jahre im Pfarrgemeinderat, über zehn Jahre im Diözesanrat und in vielen Gruppen und Kreisen der Gemeinde. Dort fand ich Wärme, Nähe und Vertrautheit, die mir in allen Phasen meines Lebens eine verlässliche Hilfe und Stütze waren.

Während meiner Berufszeit wuchs mir dieses Engagement über den Kopf. Wer sich engagierte, der bekam schnell noch mehr aufgebürdet, oft mehr als er leisten konnte. Eine Aufgabe zieht eine andere nach sich, ein Amt das andere. Es sind immer dieselben und immer zu wenige, die diese Verpflichtungen und die damit verbundene Verantwortung übernehmen. Nach meiner Pensionierung wurden viele Wünsche an mich herangetragen, die ich mit immer der gleichen Begründung ablehnte: „Keine zusätzlichen Aufgaben mehr, keine neuen Ämter. Ich selbst muss zuerst meinen Weg finden und erkennen, was ich zukünftig machen möchte. Dann werde ich mich vielleicht auch für neue Aufgaben entscheiden."

Eine Ausnahme machte ich dann doch und bin sehr glücklich darüber. Ich ließ mich zum Flughafenseelsorger ausbilden und versehe einmal wöchentlich in Schönefeld meinen Dienst.

„Warum Flughafenseelsorger? Was bedeutet das?", wurde ich in meiner Gemeinde häufiger gefragt.

Flughäfen sind die modernen Stadttore der Welt. Durch sie kommen jährlich Millionen von Menschen, um sich die Stadt anzusehen, Urlaub zu machen, hier zu arbeiten oder für immer hierzubleiben. Viele verlassen die Stadt aus ähnlichen Gründen und fliegen zurück in ihre Heimat. Die meisten Menschen freuen sich auf die Stadt, kommen mit großen Erwartungen und genießen die Tage ebenso wie die Nächte. Einige stranden und geraten in Situationen, die sie nicht selbst beherrschen, die ihnen Angst machen oder die alten Ängste hervorbrechen lassen. Sie brauchen Hilfe, sie suchen Hilfe. Diese Hilfe bieten wir ihnen an, egal, in welcher Situation sie sich befinden.

Ich stelle mich den vielfältigen Fragen der Fluggäste. „Wo ist denn die nächste Toilette? Wo geht's zum Terminal D? Wie komme ich zum Alexanderplatz?" Für viele beschränkt sich diese „Seelsorge" oft nur auf die Beantwortung ganz banaler Fragen. Und das ist natürlich auch gut so, denn wer wünscht jemandem schwerwiegende Probleme und seelische Leiden, nur um dann tätig werden zu können?

Aber Flughäfen sind auch Magneten für heimatlose, seelisch und psychisch erkrankte oder verwirrte Menschen. Sie haben oft gar keine Fragen, suchen nicht einmal Hilfe. Sie leiden stumm. Hin und wieder gelingt es mir, einen Kontakt zu ihnen aufzubauen oder in Notsituationen Hilfe zu holen.

Manchmal ist das Ende oder der Beginn eines Fluges auch mit menschlichen Tragödien verbunden. Dann bin ich stummer Begleiter oder tröstender Weggefährte.

Nicht selten kommt es vor, dass Menschen vor einer Reise um einen Segen bitten. Auch wenn wir fast nie erfahren, warum sie diesen Segen wünschen, so segnen wir ihre Reise.

Ist man länger und häufiger am Flughafen, so schütten auch viele Mitarbeiter und Beschäftigte ihr Herz aus. Ich kenne einige persönliche Schicksalsschläge, weiß wie schwierig für manche die Arbeit ist, und hin und wieder erzählen mir Kolleginnen und Kollegen auch von ihren Träumen und Sehnsüchten.

Das alles ist „Seel-Sorge" im ursprünglichsten Sinn und gleichzeitig eine moderne Form der Beichte – ohne Beichtstuhl und Absolution, aber mit der Gewissheit, dass alles Gesagte vertraulich, wohlwollend und gerne aufgenommen wird. Danach – und das haben mir schon viele bestätigt, – fühlt man sich entlastet, leichter und freier. Und erstaunlicherweise gilt das auch für den Flughafenseelsorger.

5.2 Der Literaturkreis - ein Freundeskreis

Vor dreißig Jahren trafen sich drei Menschen zufällig an einem Sommerabend im Pfarrgarten, um nach der Samstagsmesse bei einem Glas Wein ein wenig zusammen zu sitzen. Der Garten war eine Idylle: grüne Wiese, Apfel- und Birnenbäume, ein paar Gartentische und -stühle, alles ein wenig nostalgisch, ein verwunschenes Fleckchen Erde.

Nach einigen Bemerkungen über die Gemeinde, die Predigt und die Politik kam man auf die Bibliothek der Gemeinde zu sprechen. Sie war ein Juwel, auch wenn ihre literarische Ausrichtung nicht unumstritten war. Die einen wünschten sich mehr erbauliche Schriften, die anderen wollten mehr hohe, anspruchsvolle Literatur. Die Nachfrage aus der Dreiergruppe, was denn das sei, brachte das Gespräch ins Stocken.

„Literaturnobelpreisträger", „Bestsellerlisten", „klassische Literatur" und andere Begriffe schwirrten in der Runde durcheinander. Doch keiner konnte den Literaturbegriff schlüssig erklären. Doch dann gab es eine neue Idee: „Wir treffen uns in einer Woche hier an dieser Stelle wieder. Jeder bringt ein Buch mit und sagt uns, was er daran besonders gut findet." Stille. Die Köpfe rauchten: „Gut. In einer Woche."

Der Abend klang recht bald aus. Keiner sprach mehr über Bücher oder Literatur, aber in den Köpfen muss es mächtig gebrodelt haben. Denn von diesem Zeitpunkt an überlegte alle sehr intensiv, was sie denn als ihr Lieblingsbuch präsentieren könnten.

Am nächsten Samstag lagen vier Bücher auf dem Tisch: Süskind: Das Parfüm; Eco: Der Name der Rose; Augustinus:

Bekenntnisse; Johann Wolfgang v. Goethe: Die Leiden des jungen Werthers.

Der Literaturkreis war geboren. Der erste Literaturabend fand statt, er dauerte bis morgens um vier Uhr. Wir bemerkten völlig überraschend, dass es schon hell wurde. Obwohl wir noch längst nicht fertig mit der Besprechung der einzelnen Bücher waren. Doch wir waren restlos zufrieden mit der Beschäftigung damit und unseren Gedanken und Überlegungen dazu. Offensichtlich hatten wir ein Bedürfnis entdeckt, das bisher von keinem zur Kenntnis genommen wurde. Beim Abschied gab es ein übereinstimmendes Plädoyer, diesen Austausch regelmäßig fortzuführen. Ein Pfarrer, ein Schulleiter und eine Psychotherapeutin hatten für sich eine neue Leidenschaft entdeckt. Der Kreis erweiterte sich: Dazu kamen ein Redakteur, eine Kommissarin, eine Justizbeamtin und ein Abgeordneter.

Wir trafen uns einmal im Monat und besprachen ein Buch, das gemeinsam ausgewählt oder vorgeschlagen worden war. Hitzige Debatten, geistreiche Gefechte und persönliche und berufliche Erfahrungen bildeten die Grundlagen für ausführliche Besprechungen. Und einmal im Jahr bemühten wir uns unter Anleitung selbst etwas Literarisches zu produzieren. Jedes Jahr luden wir einen Bibliothekar(in) ein, oft auch Autoren, soweit sie sich in eine so kleine und Gruppe wagten, wo sie mit ganz konkreten Fragen und Anschauungen konfrontiert wurden.

Im Laufe der Jahre veränderte sich die Gruppe immer wieder, weil einige sie verlassen mussten. Berufliche Veränderungen, Versetzungen oder ganze neue Aufgaben verursachten diese Wechsel. Ein Arzt, eine Apothekerin, ein Schulrat und ein Musiker komplementierten die Gruppe, die bis heute besteht und zu einem Freundeskreis geworden ist. Diese Gemeinschaft hat persönliche Schicksalsschläge verarbeitet, hat getröstet, geholfen und war immer da, wenn sie oder auch nur Einzelne gebraucht wurden. Nach dreißig Jahren ist Literatur noch immer unser gemeinsames, verbindendes Interesse, auch wenn unser ältestes Mitglied jetzt schon weit über 80 ist. Vielleicht kann man zurecht daraus schließen, dass Interessen und Bindungen die Menschen gesund erhalten.

Auch wenn es uns nach über dreißig Jahren schwerfällt, „unsere Literatur" zu finden, neue und anspruchsvolle Romane zu entdecken, werden wir diesen Kreis dennoch nicht aufgeben. Er gehört zu unserem Leben, er ist Teil unseres Lebens.

Im Jahre 1986 habe ich mit meiner Frau einen ähnlichen Kreis gegründet: einen Familienkreis. Schnell kamen ungefähr dreißig Gemeindemitglieder zusammen, die alle Kinder im schulpflichtigen Alter und Interesse an Erziehung, Familie und Glauben hatten. Der Kreis trifft sich seit dieser Zeit regelmäßig einmal im Monat zu einem im Jahresrhythmus geplantes Thema an einem festen Termin. Auch wenn wir fast alle schon Enkelkinder haben, so besteht dieser Kreis noch immer in der ursprünglichen Zusammensetzung und in der Anfangsstärke.

Neue Mitglieder sind dazu gekommen, wenige sind gegangen, die Interessen und Fragen haben sich geändert, aber der Zusammenhalt ist geblieben. Es gibt nur noch wenige die im Berufsleben stehen, der Fokus der Gespräche und Diskussionen hat sich auf das neue Alter hin ausgerichtet. Auch das ist für mich ein wunderbares Beispiel, wie wichtig Menschen im Kreislauf des Lebens sind. Menschen, die eine verlässliche und vertrauensvolle Basis für die Wechselfälle des Lebens bilden – Menschen, auf die man sich verlassen kann.

Egal wie alt Sie sind, schaffen Sie sich über Ihre Hobbys und Interessen Freund. Pflegen Sie die Freundschaft und schaffen Sie gemeinsame Rituale. Je früher Sie damit beginnen, desto länger haben Sie etwas davon und je intensiver werden Sie diese Gemeinsamkeiten und die Freundschaft der Gruppe genießen.

5.3 Im Glauben leben

Ich will Sie keinesfalls missionieren. Warum auch? Es gibt nichts Persönlicheres als der Glaube an einen Gott – wie auch immer er genannt wird. Ich bin gläubig und glücklich, in einer Gemeinschaft von Gläubigen leben zu können. Sie gibt mir ein Fundament und eine große Gelassenheit.

Ich gehöre zu den Menschen, die Zeugnis von ihrem Glauben abgeben. Ich bekenne mich zur Kirche, auch wenn es mir manchmal schwerfällt, angesichts der Skandale und der Verbrechen der Kirche(n). Menschen repräsentieren die Kirche, Menschen mit Schwächen und Stärken. Deshalb kann ich nicht den ersten Stein auf diese Menschen werfen, ich kann nur auf mich sehen und mein Verhalten beeinflussen.

Mein bester Freund ist vor einigen Jahren an Krebs erkrankt und daran gestorben. Eine schwere Operation, Bestrahlungen und mehrere Chemotherapien haben seinen Bauchspeicheldrüsenkrebs weder heilen noch dauerhaft in Schach halten können. Am Ende hing er an Schläuchen. Bei meinem vorletzten Besuch sagte er mit ruhiger Stimme, dass er auf eine künstliche Ernährung verzichte und so bald wie möglich in ein Hospiz verlegt werden möchte. Ich drückte seine Hand und kämpfte mit meinen Tränen. Dann hob er ein wenig den Kopf, ich beugte mich zu ihm: „Glaubst du an ein Leben danach?"

Ich streichelte seine Hand und sagte: „Das tu ich."

„Aber ich bin vor 20 Jahren aus der Kirche ausgetreten."

„Aber du bist getauft. Und Gott hat nicht die Kirchensteuer zu seinem Maßstab gemacht", erwiderte ich ihm.

Auf dem Weg nach Hause erinnerte ich mich an das Gleichnis von den Arbeitern im Weinberg des Herrn. In meinem Kopf entwickelte sich ein Gedanke, den ich nicht wieder loswurden. „Darüber musst du mit deinem Freund reden, er kann jederzeit zurückkommen, auch wenn er schon vor vielen Jahren den Kontakt zu seiner Kirche abgebrochen hatte."

Denn mit dem Reich der Himmel ist es wie mit einem Hausherrn, der ganz frühmorgens hinausging, um Arbeiter in seinen Weinberg einzustellen. Nachdem er aber mit den Arbeitern um einen Denar den Tag übereingekommen war, sandte er sie in seinen Weinberg. Und als er um die dritte Stunde ausging, sah er andere auf dem Markt müßig stehen; und zu diesen sprach er: Geht auch ihr hin in den Weinberg! Und was recht ist, werde ich euch geben. Sie aber gingen hin. Wieder aber ging er hinaus um die sechste und neunte Stunde und machte es ebenso. Als er aber um die elfte Stunde hinausging, fand er andere stehen und spricht zu ihnen: Was steht ihr hier den ganzen Tag müßig? Sie sagen zu ihm: Weil niemand uns eingestellt hat. Er spricht zu ihnen: Geht auch ihr hin in den Weinberg! Als es aber Abend geworden war, spricht der Herr des Weinbergs zu seinem Verwalter: Rufe die Arbeiter und zahle ihnen den Lohn, angefangen von den letzten bis zu den ersten! Und als die um die elfte Stunde Eingestellten kamen, empfingen sie je einen Denar. Als aber die Ersten kamen, meinten sie, dass sie mehr empfangen würden; und auch sie empfingen je einen Denar. Als sie den aber empfingen, murrten sie gegen den Hausherrn und sprachen: Diese Letzten haben eine Stunde gearbeitet, und du hast sie uns gleichgemacht, die wir die Last des Tages und die Hitze getragen haben. Er aber antwortete und sprach zu einem von ihnen: Freund, ich tue dir nicht Unrecht. Bist du nicht um einen Denar mit mir übereingekommen? Nimm das Deine und geh hin! Ich will aber diesem Letzten geben wie auch dir. Ist es mir nicht erlaubt, mit dem Meinen zu tun, was ich will? Oder blickt dein Auge böse, weil ich gütig bin? So werden die Letzten Erste und die Ersten Letzte sein; denn viele sind Berufene, wenige aber Auserwählte.

Der Pfarrer wies in seiner Predigt darauf hin, dass der Lohn Gottes für seine Arbeiter in seinem Weinberg das ewige Leben sei. Das aber sei nicht teilbar.

Ich besuchte ihn noch einmal, alleine. Es war das letzte Mal. Ich fragte ihn, ob ich ihm von einem Gleichnis erzählen dürfe. Er nickte fast unmerklich. Ich erzählte ihm mit stockender Stimme davon und fragte ihn, ob er den Lohn für die Arbeiter im Garten Gottes kenne. Er nickte, schloss die Augen, Tränen liefen ihm die Wangen herunter. Dabei hielt er meine Hand und schien dabei einzuschlafen. Als die Schwester kam und nach ihm sah, schlief er ganz ruhig. Ich ging nach Hause, dabei weinte auch ich, leise und schluchzend. Ich wusste, das war der letzte gemeinsame Moment in diesem Leben.

Es war auch so. Er wurde am gleichen Tag ins Hospiz verlegt und starb vier Tage später. Mich hat diese letzte Begegnung noch lange beschäftigt. Es mag für viele Leser unvorstellbar oder verrückt klingen, aber ich hatte das Gefühl einen Auftrag erhalten zu haben: Ich musste meinem Freund diesen letzten Dienst erweisen.

Welche Rolle spielt der Glaube in Ihrem Leben?

Es sind nicht mehr so viele, die an Gott glauben. Und noch viel weniger, die sich in einer Kirche oder einer Religionsgemeinschaft engagieren. Zu viele Skandale haben gezeigt, dass der hohe moralische Anspruch der Kirchen im Leben ihrer Gläubigen und unter den Amtsträgern oft nicht wiederzufinden war. Wer dann noch die im Namen des Glaubens geschändete, seelisch und körperlich verkrüppelte und ermordete Menschen in der Welt sieht, wird schnell die Religionen verurteilen, und sich von ihren Gemeinschaften abwenden.

Ich stehe dennoch zu meinem Glauben: weil er unabhängig von all diesen menschlichen Verfehlungen und Schwächen ist und weil er das Ergebnis einer langen Auseinandersetzung mit Religion, Moral, Kirche und Philosophie ist. Das Entscheidende aber ist die Begegnung mit den Menschen gewesen, die wie ich um ihren Glauben ringen.

Kirche sind wir! Mit diesem Aufruf nach einer Kirche voller Toleranz und Offenheit, Liebe und Demut, Vertrauen und Zuwendung sowie Respekt und Achtung habe ich meine Haltung zur Kirche und zum Glauben öffentlich gemacht. Die damit verbundenen Wünsche und Ziele sind leider noch nicht erfüllt, aber die Kirche wird sich dahin bewegen und ihrem Auftrag gerecht werden. Das ist mein Glaubenscredo, und ich kenne viele Menschen, die genau so denken. Mit ihnen zusammen habe ich meine Glaubensgrundsätze formuliert, die ich mir selbst gegenüber genauso vertrete wie in der Kirche und nach außen.

- Männer und Frauen sind auch vor Gott und den Menschen gleich und ihnen ist gleichberechtigt der Zugang zu allen kirchlichen Ämtern zu ermöglichen.

- Sexualität ist als eine lebens- und sinnstiftende Kraft Gottes anzuerkennen und zu respektieren.

- das Zusammenleben der Menschen in Würde und Freiheit ist ohne Voraussetzung und moralische Wertung zu akzeptieren.

- die Schöpfung Gottes ist zu respektieren und zu verteidigen.

- die Würde des Menschen ist ohne Einschränkungen zu achten. Sie ist gegen die Interessen von Staaten, Institutionen, Personen und Einzelinteressen zu schützen.

- in Demut und Respekt müssen wir uns den Sorgen und Nöten aller Menschen zuwenden, anstatt mit moralischem Rigorismus ihnen Würde und Achtung zu nehmen.

- im Vertrauen auf die Liebe Gottes ist der Menschen als ein Abbild des Schöpfers trotz aller Schuld und vor jeder Leistung zu respektieren.

Dieser Glaube ist verknüpft an einen Gott, nicht an die Hierarchie der Kirche. Die Kirche ist für mich die Gemeinschaft der Gläubigen, der Menschen, die ich kenne und die genauso um ihr Gottesbild ringen wie ich. Und in dieser Gemeinschaft fühle ich mich aufgehoben und geborgen. Das tut unendlich gut und gibt mir in schwierigen Situationen Kraft und Lebensmut. Ich bin mir nicht sicher, ob ich meine Lebenskrisen ohne Glauben gemeistert hätte.

Meine Frau unterstützt mich in dieser Haltung. Sie hat jedoch noch eine andere Leidenschaft, sie singt und engagiert sich seit über 30 Jahren im Chor, eine erstaunlich stabile Gemeinschaft, die durch den Gesang zusammengehalten wird. An den Montagabenden wird zwei Stunden geprobt, es gibt drei bis vier Konzerte im Jahr, darüber hinaus organisieren die Chormitglieder einen funktionierenden Sozialdienst für alle im Chor. Jeder ist darin aufgehoben von dreißig bis zweiundneunzig. Es werden Besuchsdienste für ältere Mitglieder organisiert, bei allen Ereignissen werden Fahrdienste eingerichtet. Zu Stammtischen werden auch die Gehbehinderten eingeladen und abgeholt. Kranke werden besucht, getröstet und so weit wie möglich unterstützt. Es gibt nur wenige Gruppen, die sich bis ins hohe Alter so unterstützen und helfen. Fangen Sie also frühzeitig an, sich eine solche Gruppe zu suchen. Sie kann Ihnen unheimlich helfen und sie unendlich glücklich machen.

5.4 Die Familie

In meiner Kindheit war die Familie zentraler Lebensmittelpunkt. Auf unserem Bauernhof lebten Großeltern, Eltern, sechs Kinder und zwei Tanten zusammen. Am Wochenende wurde gemeinsam gefrühstückt. Täglich gab es ein Mittagessen und immer ein gemeinsames Abendbrot. Einzig mein Vater und eine Tante, die beide schon früh morgens aus dem Hause mussten, fehlten unter der Woche am Frühstücks- bzw. Mittagstisch. Für uns Kinder wurde gewöhnlich gekocht, etwas anderes war unvorstellbar. Oma schälte im Sommer wie im Winter die Kartoffeln. Das Gemüse kam aus dem eigenen Garten und das Fleisch war von biologisch groß gezogenen Schweinen – von unseren eigenen. Probleme wurden abends am Tisch besprochen, wir Kinder hörten zu, bekamen aber selten etwas mit. Wir konnten aber mitreden, wenn es um eine Sache ging, die auch uns berührte. Oft ging es um Geld, das uns wenig berührte, weil wir Kinder überhaupt keins hatten und mit dem Begriff „Geld" nur vage etwas anfangen konnten. Später war für mich Geld der Gegenwert für Sinalco und Cola und als ich mit fünfzehn im ersten Ausbildungsjahr mein erstes Geld verdiente, setzte ich es entweder in Zigaretten oder in Bücher um. Nach beiden war ich süchtig. Obwohl meine Eltern und ich wenig Geld hatten, war das nie ein Problem. Wir hatten - für unseren Maßstab – genug, es reichte. Mein Vater schuftete aber auch für zwei: zum einen bei den amerikanischen Soldaten auf der Vogelweh und zum anderen auf unserem Bauernhof. Es gab im Sommer durchaus 20 – Stunden – Tage, wenn das Getreide eingebracht werden musste. Ich erinnere mich noch gerne an die Herbsttage im Nebel, als ich mit meiner Mutter Kartoffeln hackte und wir über die Welt, das Leben und die Zukunft philosophierten. Ich liebte meine Mutter. Nicht zuletzt auch dafür, dass sie in stiller Demut ihr hartes Los auf dem Bauernhof ertrug, obwohl sie einmal von einem anderen Beruf und einem schöneren Leben geträumt hatte. Sie gab bei so vielen Gesprächen ihre Träume an mich weiter, vielleicht in der Hoffnung, sie in mir realisiert zu sehen. Meine Eltern konnten ihren dritten Lebensabschnitt leider nicht genießen, mein Vater starb mit 58 an plötzlichem Herzversagen, meine Mutter mit 63 den Sekundentod.

Warum erzähle ich Ihnen das so ausführlich? Heute weiß ich, dass meine Kindheit die Grundlage für meinen Erfolg und mein Glück gewesen war. Als Jugendlicher nervten mich der Gestank und der Dreck des Bauernhofes, die Armut mit all den Folgen, die geringe Freizeit und das Gespött der Menschen über die kinderreiche Familie. Nach „kinderreich" kam nur noch asozial. Doch die Familie gab uns Rückhalt in jeder Lebenssituation, gab uns Stärke und machte uns stark. Was auch immer passierte, die Familie war zur Stelle. Ihr konnte man alles anvertrauen, auf sie konnte man sich bedingungslos verlassen, ihre Hilfe war uneigennützig. Kinder und Alte wurden als gleichwertig und gleichberechtigt anerkannt, sodass in jeder Lebensphase die notwendige Unterstützung gewährt wurde. Die meisten Probleme - auch des Älterwerdens - konnten innerhalb einer so funktionierenden Familiengemeinschaft gelöst werden.

Und wie ist das heute? Fünfzig Jahre später gibt es solchen Familien nicht mehr. In der modernen Patchworkfamilie leben keine drei Generationen, sondern meist einige lose miteinander verbundene Menschen mit unterschiedlichen Biografien für eine bestimmte Zeit miteinander. Dabei ist die Beziehung brüchig und jederzeit auflösbar. Keine gute Grundlage für ein Kind oder für junge Menschen. Vertrauen, Bindungen und Verlässlichkeit können nicht entstehen. Probleme und Konflikte werden nicht gemeinsam durchgestanden und gelöst, sondern nicht selten zum Anlass einer erneuten Trennung genommen. Ich bin kein Kulturpessimist, verurteile weder die vielfältigen Formen des Zusammenlebens noch die technischen und gesellschaftlichen Errungenschaften. Aber die Entwicklung der Familie in unserer Zeit ist eine grundlegende Ursache dafür, dass junge Menschen ihre Orientierung verlieren, emotional verkümmern oder psychisch erkranken. Darüber hinaus ist das auch eine Ursache dafür, dass die Menschen im Alter oft einsam sind und nur wenige soziale Kontakte haben.

Ich möchte Sie deshalb an dieser Stelle herzlich bitten: Pflegen Sie Ihre Familiengemeinschaft und intensivieren Sie durch regelmäßige Kontakte mit ihrer Familie die Bindungen und Verbindungen. Und damit meine ich nicht nur die Kontakte – auch wenn die an erster Stelle stehen sollten – mit Ihren Kindern und Enkelkindern. Organisieren Sie Familientreffen mit allen Verwandten: Tanten, Onkeln, Cousinen, Cousins und deren Kindern und Verwandten. Die Verwandtschaft meines

Vaters trifft sich alle fünf Jahre, es kommen immer über siebzig Personen zusammen. Die drei Tage über das Osterfest sind Highlights in unserem Leben. Es ist für uns selbstverständlich, dass wir unseren Kindern helfen, wo wir können und wo wir sehen, dass sie unsere Hilfe brauchen. Meine fünf Enkelkinder sind mir so ans Herz gewachsen, dass ich mir ein Leben ohne sie gar nicht vorstellen kann. Uns verbindet ein herzliches Verhältnis, das vielen Lebensstürmen standhalten kann. Eine solche Beziehung ist für das Alter eine absolute Bank.

Berlin ist die Stadt der Singles – leider sind diese Singles oft schon alt, manche sehr alt. Sie haben sich diesen „Familienstand" selten ausgesucht, und viele würden alles geben, um ihn zu ändern. Von wie vielen gescheiterten Beziehungen habe ich in meinem Arbeitsumfeld Kenntnis erhalten oder sie selbst sehr hautnah miterleben müssen? Und wie viele Beziehungen bleiben bestehen, obwohl es nichts Verbindendes mehr gibt? Manche sehen ihre Kinder und Enkelkinder nur ein- oder zweimal im Jahr. Eine Bekannte von mir muss nach Australien fliegen, um ihre Tochter und ihre zwei Enkel zu sehen. Skypen mag ein wenig über die Trennung hinweghelfen, aber ein Ersatz für lebendige und liebevolle Familienbindungen ist es leider nicht.

5.5 Mein Freund Christian

Als Anna vor einem halben Jahr vor meiner Tür stand, wusste ich sofort, dass sie wieder mit ihrem Vater, meinem Freund Christian, ein Problem hatte, bei dem sie meine Hilfe brauchte. Dabei hatte jeder im Chor schon alles Mögliche getan, doch Christian war seit dem Tod seiner Frau für uns kaum noch zu erreichen. Als seine Frau nach einem grausamen Kampf gegen ihren Krebs vor einem halben Jahr verstorben war, hatten wir alles versucht, ihm zu helfen, aus der tiefsten Krise seines Lebens heraus zu kommen. Doch er ging nicht mehr aus dem Haus, redete nur noch das Notwendigste und das nur mit seinen Töchtern. Er verschloss sich fast vollständig und nahm die Welt und das Leben um sich herum nicht mehr wahr. Ich besuchte ihn ein paar Mal, wir saßen uns dann lange schweigend gegenüber. Ich konnte nicht einmal erkennen, ob er meine Fragen oder Bitten überhaupt verstanden hatte. Nichts erreichte ihn mehr, Christian war in seiner Trauer um seine Frau gefangen. Seit dem Tod seiner Frau war er in ärztlicher Behandlung, konnte nicht mehr arbeiten und wartete auf seine Pensionierung, die er ursprünglich gemeinsam mit seiner Frau feiern und genießen wollte. Sie hatten für diese Zeit wunderschöne Pläne. Doch mit dem Tod seiner Frau hatte nichts mehr Bestand, sein Leben schien zu Ende.

Nun war Anna da. Sie brauchte lange, um mit ihrem Anliegen herauszurücken: „Du weißt, dass Papa demnächst 65 wird. Meine Eltern wollten den Geburtstag mit vielen Freunden feiern. Es wird für ihn ein furchtbarer Tag. Ihr solltet euch an diesem Tag besonders um ihn kümmern und bei ihm sein. Feiert mit ihm Geburtstag. Tröstet ihn oder betrinkt euch. Nur alleine darf er nicht sein. Ich befürchte sonst das Schlimmste. Wir sind morgens bei ihm, kommt ihr doch am Nachmittag vorbei."

Anna war besorgt, und ich konnte ihre Besorgnis gut verstehen. Wie musste er sich an diesem Tag fühlen, wo sie eigentlich den Beginn eines neuen Lebensabschnittes feiern wollten? Er konnte, nein, er durfte an diesem Tag nicht alleine sein. Ich versprach Anna, dass wir am Nachmittag alle gemeinsam zu ihm gehen würden. Ich telefonierte mit unseren Freunden aus dem Chor und organisierte eine Geburtstagsfete bei ihm, ohne zu wissen, wie das ausgehen würde. Ein Überfall bei einem *kranken Freund, unsere letzte Möglichkeit, wir hatten alle ein flaues Gefühl. Aber das waren wir Christian und uns schuldig.*

Wir trafen ihn ziemlich verkatert zu Hause an, auf dem Tisch standen Weinflaschen, Whiskey, Grappa, an der Seite einige Bierkisten.

„Ich habe mit euch gerechnet, Anna hat mir das Bier besorgt. Brot, Würstchen und Kartoffelsalat gibt es auch."

Wenigstens war er bereit, uns hereinzulassen. Wenigstens sprach er mit uns und ging davon aus, dass wir etwas länger bleiben konnten.

Die Feier war eine einzige Erinnerung. Er sprach viel von seiner Frau, ihren Plänen und unserer gemeinsamen Vergangenheit. Bei der Gelegenheit schenkten wir ihm eine Jahreskarte für ein Hallenbad in der Nähe. Er ging früher gerne schwimmen. Vielleicht reizte ihn dieses Geschenk wieder ein wenig, die Welt da draußen wahrzunehmen. Und er tat es. Am Anfang eher selten, dann häufiger. Zum Schluss drei bis viermal die Woche.

Wir nahmen ihm das Versprechen ab, ihn einmal die Woche zu besuchen oder uns in der Stadt zu treffen. Auch dieses Versprechen hielt er ein. Christian veränderte sich in den Monaten danach zusehends - und wie wir alle bemerkten - äußerst positiv. Er nahm wieder Anteil am Leben, interessierte sich für seinen Alltag und für das Geschehen in der Stadt. Plötzlich hatte er ein Abo für die Theater und eine Jahreskarte für die Staatlichen Museen. Vor Kurzem lud er mich zum Essen ein und bedankte sich. Ich wollte mehr wissen und insistierte darauf, auch mehr zu erfahren.

„Ich wollte mich eigentlich einen Tag vor meinem Geburtstag aufhängen, dafür war ich aber leider zu besoffen oder zu feige. Als dann am nächsten Morgen meine Kinder bei mir waren, ihr

dann am Nachmittag meinen Geburtstag mit mir gefeiert habt, da stemmte ich mich mit aller Kraft gegen diesen Sog, der mich in den Abgrund reißen wollte. Das hätte meine Frau nicht gewollt. Sie sagte mir zum Abschied: Leb du für mich mit. Und das habe ich dann getan.“

„Euer Geschenk war übrigens auch ein Grund, dass ich mich jetzt wohler fühle und so langsam wieder durchatmen kann. Ich treffe im Hallenbad viele alleinstehende Frauen, meistens verwitwet wie ich. Ich gehe jetzt wieder häufiger aus: Musik, Theater und Kunst. Ich führe wieder Gespräche über Gott und die Welt. Auch wenn ich nicht so weit bin, eine engere Beziehung einzugehen, so weiß ich jetzt, dass ich mit meinem Schicksal nicht alleine bin. Es gibt viele Menschen, die das alles auch durchgemacht haben. Es gibt starke Frauen, die ihre Zukunft neu in ihre Hände nehmen, die Pläne schmieden, etwas unternehmen und ihr Leben genießen. Ich habe im letzten halben Jahr viel gelernt. Und ich weiß, dass meine Frau mir genau das gewünscht hätte.“

Christian war geheilt. Er hatte einen schmerzhaften Prozess durchlitten und war wieder im Leben. Es fühlte sich gut, sehr gut an.

5.6 Achim – der Kreuzbürger

Die letzte Party fand nur im kleinen Kreis statt. Einige Freunde, die Nachbarschaft und seine Familie weigerten sich, diesen Anlass auch noch zu feiern. Manche – vor allem in seiner Familie - hielten ihn sogar für verrückt. Andere verstanden ihn nicht mehr oder hatten keine Lust, den Spleen eines alten Mannes ernst zu nehmen. Achim, der Krawattenträger, der spießige Referatsleiter, hatte sein Haus verkauft und zog nach Kreuzberg.

Und dies alles, ohne seine Kinder zu fragen, die ihre Erbschaft schon dahinschwinden sahen.

Und alles begann so harmlos. Achim langweilte sich nach vier Wochen Ruhestand in seinem Reihenhäuschen am Rande der Stadt so sehr, dass er – ohne Krawatte – in die Stadt fuhr. Er war auf der Suche nach seinem verpassten Leben, wie er mir später einmal erzählte. Er fand es in Kreuzberg. Anfangs saß er im Café Wild in der Dresdener Straße und beobachtete bei schönem Wetter die Passanten: Kreuzbürger – wie er sagte – und Touris. Dann dehnte er seine Streifzüge in die umliegenden Straßen aus, später auf Kreuzberg SO 36, wo er sich irgendwann zuhause fühlte. Als er mich im Frühjahr nach Kreuzberg zum Essen einlud, wir dann durch Kreuzberger Kneipen zogen und am Abend zu irgendeiner schrägen Musik mit ebensolchen Typen tanzten, rückte er mit den Neuigkeiten heraus: „Ich werde mein Haus verkaufen und hierherziehen. Ich gehöre hierher und nicht zu den Gartenzwergen in meinen Blumenrabatten."

Dann blieb er vor einer abgewetzten Haustür stehen, die sich wunderbar in das Graffitibild einpasste, schloss auf und führte mich in eine hübsche, kleine Wohnung.

„Die habe ich gemietet, hier werde ich demnächst für immer wohnen."

Ich war platt. Krawatten – Achim, ein Kreuzbürger. Und das in SO 36, im tiefsten Kreuzberg unter so vielen fremdländisch aussehenden Menschen, unter jugendlichen Kiffern, unter jungen Leuten aus der ganzen Welt.

Ich brauchte ein paar Wochen und einige Gespräche, um ihn wenigstens im Ansatz zu verstehen. Er hasste am Schluss seine Arbeit, die ihm jegliche Kreativität raubte, die ihm zum beamteten Spießbürger machte. Dazu kam seine Frau, die sich am liebsten zu Hause auf dem Sofa herum lümmelte, ihm aber bei der Trennung vorwarf, er sei ein „Langweiler", mit dem man überhaupt nichts unternehmen könne. Deshalb sei sie, die Arme, mit einem anderen Mann zuerst fremd, dann in ein freistehendes Haus mit doppelt so großem Garten gezogen. Die Trennung hatte er leicht und schnell verarbeitet. Die Party danach war sehr viel größer und lustiger als alle zuvor.

„Ich habe mich mein Leben lang nach den Anderen gerichtet. Jeder hat an mir gezogen und wollte etwas von mir. Ich habe mich erst selbst sehr spät gefragt, was ich will. Die Antwort war einfach: Ich will leben unter möglichst bunten, ausgeflippten und unkonventionellen Menschen. Die finde ich hier. Und deshalb bin ich zum Kreuzbürger geworden."

Achim ist jetzt 69. Wenn ich ihn besuche, sind oft junge Menschen bei ihm. Seine Wohnung ist Anlaufstelle für Asylanten, ist Integrationsamt, ist Ersatzbehörde und als Jurist hilft er Menschen in Rechtsfragen. Selten habe ich einen Menschen gesehen, der mit so viel Dankbarkeit, Freundlichkeit und Liebe überschüttet wird. Nur seine Kinder waren noch nicht in seiner neuen Wohnung. Auf eine Einweihungsfete hatte er allerdings verzichtet.

„Ich habe mich erst spät gefragt, was ich eigentlich will?"

Dieser Satz hat mich bewegt und lange beschäftigt. Wissen Sie, was Sie wollen, wissen Sie wirklich, was Sie wollen? Und wenn Sie es wissen, haben Sie den Mut, es auch zu tun?

„In der Firma habe ich hervorragend funktioniert, weil ich auf jegliche persönliche und individuelle Note verzichtete. Ich war Jurist und Buchhalter, trug Anzüge und Krawatten, unterstützte meine Chefs loyal und uneigennützig. Muckte noch nicht einmal auf, wenn Jüngere an mir vorbei befördert wurden. Zuhause war *ich lange Zeit der gleiche Hampelmann, jeder durfte an mir ziehen und ich machte Männchen. Zum Glück hatte sich meine Frau irgendwann sang- und klanglos davongemacht. Zuerst war ich völlig gestresst und fast hilflos, als mir niemand mehr sagte, was ich tun müsse. Dann erlebte ich es als Befreiung und merkte, dass ich ja selbst noch viele Wünsche und Pläne in mir hatte. Sie waren zwar verschüttet und vergraben, aber sie tauchten plötzlich auf, wurden von unsichtbaren Kräften nach oben gespült und entfalteten immer mehr ihre Wirkung. Das war ein tolles Gefühl."*

Jetzt verstand ich ihn, diese Gespräche in Kreuzberger Kneipen machten uns zu Freunden. Ich besuche ihn, so oft ich konnte und war jedes Mal glücklich, einen so fröhlichen, geistig agilen und weltoffenen Menschen zu treffen. Achim ist für mich zu einem Vorbild geworden.

5.7 Hey Joe

Der Mann saß im zweiten Stock des Flughafens Schönefeld auf einer Bank und frühstückte. Von einem halben Laib Brot schnitt er sich kleine Scheiben ab, schmierte dick die Butte darauf und legte abwechselnd Speck oder Käse dazu. Neben ihm lag eine weiße Serviette aus Damast, auf dem er Brot, Butter, Speck und Käse ablegte. Er hatte offensichtlich viel Zeit. Zumindest nahm er sie sich diese Zeit, denn er saß noch immer da, als ich meinen Rundgang nach vierzig Minuten beendet hatte. Ich sprach ihn an: „Kann ich Ihnen ein Wasser oder einen Kaffee anbieten?"

Er schaute mich mit einem wohlwollenden Blick an, überlegte eine Weile, um dann nach einem Wasser zu bitten. Ich holte ein Wasser. Als ich zurückkam, hatte er den Platz neben sich geräumt und zeigte mit seiner Hand darauf: „Setzen Sie sich doch zu mir", bat er mich mit einem einladenden Lächeln.

„Ich gab ihm die Hand und sagte: „Raimund Bayer, Flughafenseelsorger."

„Joe", sagte er und nahm meine Hand, schüttelte sie, während er mir fest in die Augen blickte. Er musste so alt sein wie ich, vielleicht ein wenig älter, hatte schlohweißes schulterlanges Haar und eine von Sonne und Wind gegerbte Haut. Sie hatte tiefe Furchen und war mit weißen Stoppeln übersät. Seine blauen Augen strahlten, sein ganzes Gesicht lächelte, ich fühlte mich mit ihm sofort auf eine besondere Art vertraut. Und dann fiel es mir ein „Hey Joe, von Jimi Hendrix. Genauso hatte ich ihn in Erinnerung.

„Wohin reisen Sie?", wollte ich wissen, als er den ersten Schluck getrunken hatte.

„Bin grade angekommen", sagte er mit einem leichten amerikanischen Akzent, „aber ich glaube morgen werde ich wieder wegwollen. Es ist bei euch noch zu kalt, das ist nichts für mich. Sprich mich bitte nicht mehr mit Sie an. Ihr Deutschen seid immer so förmlich."

„Du wohnst in Berlin?", wollte ich wissen.

„Ich wohne nirgends, ich lebe überall auf der Welt. In Berlin habe ich ein Zimmer für meine Durchreise – so wie in anderen Städten auch. Eine Wohnung, eine Stadt, sogar ein Land wäre für mich zu wenig. Ich brauche die ganze Welt, um leben zu können."

Nach dieser Begegnung sahen wir uns öfters. „Hey Joe", sagte ich zu ihm, und er begrüßte mich mit „My Friend", wir tranken meist einen Kaffee, hin und wieder trafen wir uns zum Essen in der Stadt, meist auf einer Wiese oder in einem Gartenrestaurant, und er erzählte mir von seinen Reisen rund um die Welt.

Joe hatte seine Häuser in New York verkauft oder vermietet und reiste ohne festen Wohnsitz rund um die Welt. Barcelona, New York, Berlin waren seine Lieblingsstädte, Vietnam, Kambodscha und Neuseeland seine Lieblingsländer, wie er mir erzählte. Doch er konnte immer wieder eine neue Leidenschaft für einen völlig unbekannten Platz irgendwo auf der Welt entfachen und tolle Geschichten erzählen. Bei denen wusste man nie, wie groß der Anteil seiner überbordenden Fantasie war und was er tatsächlich erlebt hatte. Als ich ihn einmal darauf ansprach, sagte er lächelnd: „Du willst doch nicht die Wahrheit hören. In deiner Fantasie entwickelt sich Leben und Glück, Hoffnung und Schönheit.“

„Hey Joe“ wurde zum geflügelten Wort für mich. Es wurde zum Synonym für Freiheit, Selbstständigkeit und Unabhängigkeit. Es zeigte mir auf eine faszinierende Art und Weise, was man jenseits der siebzig unternehmen konnte, wenn man den Mut hatte und sich von den abgedroschenen Wegen lösen konnte.

Ich sehe meinen Freund Joe nur noch sehr selten. Doch er schreibt mir immer wieder Mails und schickt mir Bilder aus der ganzen Welt. In seiner letzten Mail bat er um Verständnis, dass er nur noch selten nach Berlin käme.

„Aber die Welt ist so groß, so schön, und ich bin schon ein verdammt alter Knochen. Ich muss mich ein wenig beeilen.

PS: Sollte ich nicht mehr nach Berlin zurückkommen, so wird sich mein Vermieter bei dir melden. Dann kannst du mein Zimmer ausräumen. Es wird dir Spaß machen. Dein Joe.“

Es klang fast ein wenig nach Abschied und machte mich traurig. Ich wünschte mir, wir sehen uns wieder.

5.8 Der interkulturelle Generationsgarten

Als meine Sekretärin 2011 in den Ruhestand ging, war das ihr traurigster Tag in ihrem Leben, wie sie mir beim Abschied schluchzend unter Tränen sagte. Ich wusste auch warum, hatte alles versucht, das zu ändern, aber es war nicht möglich.

Die Arbeit war alles, was sie hatte. Sie musste nun alles aufgeben und von ihrem Vollzeitjob in ihre Eineinhalbzimmerwohnung wechseln, wo sie schon über zwanzig Jahre alleine lebte. Das alles hatte sie bisher nicht gestört, sie hatte ja ihre Arbeit, ihre Kolleginnen und Kollegen und auf der Arbeit ihre Freundinnen. Obwohl alle ihr versprachen, sie so oft wie möglich zu besuchen und das gleiche auch von ihr forderten, so war sie klug genug, darauf nicht allzu viel zu geben. Spätestens in ein paar Monaten war alles vergessen. Die Kolleginnen und Freundinnen hatten mit sich selbst genug zu tun. Und einfach nur vorbeikommen, um den anderen auf die Nerven zu fallen, das war nicht ihr Ding, wie sie mir einmal sagte. Ich war deshalb angenehm überrascht, dass sie ein halbes Jahr später zu meinem Geburtstag kam. Sie erinnerte sich noch, jeder Geburtstag wird gefeiert, es gibt keine Einladungen, jeder ist herzlich willkommen. Darauf pochte sie, als sie mir beim Gratulieren eine Flasche Grappa überreichte. Sie traf eine Reihe von Kolleginnen und Kollegen und schien sich wohl zu fühlen. Viel Zeit für ein persönliches Gespräch hatten wir nicht, aber als sie ging, bedankte sie sich herzlich für den Abend unter „alten Freunden". Ein paar Tage später hörte ich jedoch von einigen Kolleginnen, dass mein Eindruck gar nicht stimmte. Sie war todunglücklich und hatte den Winter über völlig einsam und ohne Kontakte in ihrer Wohnung verbracht. Eine Grippe hätte sie fast umgebracht, sie musste schwer krank alleine für sich sorgen. Mehrere Kolleginnen und Kollegen zeichneten dieses erdrückende Bild, sodass ich mich schlecht fühlte, weil ich mich an diesem Abend zu wenig um sie gekümmert hatte. Ich setzte mich in die U-Bahn und fuhr am Spätnachmittag zu ihr. Wir saßen beim Kaffee zusammen und sie erzählte mir viel über ihren „Ruhestand". Am Ende sagte sie: „Noch so einen Winter will ich nicht erleben, es muss was passieren!" Ich bestätigte ihr das und versprach ihr, mit ihr gemeinsam über einen Weg aus dieser Misere nachzudenken.

Auf dem Weg nach Hause hatte ich eine „Erleuchtung". In unserer Nähe war letztes Jahr ein interkultureller Generationengarten entstanden. Am Ende des Jahres waren noch Parzellen frei und vor ein paar Tagen war Saisoneröffnung. Ich erkundigte mich nach den „Aufnahme-bedingungen" und den Regeln und Kosten und fuhr am nächsten Tag zu ihr. „Kommen Sie mit, Frau Corner, ich habe etwas für Sie."

Anstandslos, aber brummig wie in früheren Tagen, folgte sie mir, ohne eine Frage zu stellen. Erst als wir fast bei mir zuhause waren, fragte sie, ob wir zu mir gehen würden. „Nein, wir gehen woanders hin, aber hier ganz in der Nähe."

Sie schaute sich die Anlage an, brummte ein wenig vor sich hin, sprach mit einigen Parzellenbesitzern, setzte sich auf die Bank und schwieg. Ich holte derweil den Sprecher der Gruppe und bat ihn, mit Frau Corner über die Aufnahme und die Organisation ihres Projektes zu reden. Das tat er in einer recht langen Unterhaltung.

Sie begrüßte mich eine halbe Stunde später mit den Worten: „Das haben Sie ja gut eingefädelt. Ich als Stadtmensch soll in einen Garten. Wie denken Sie denn, wie das gehen soll?"

„Bei Ihnen ist nie eine Zimmerpflanze eingegangen. Außerdem haben Sie alles gelernt, was Sie in Ihrem Berufsleben brauchten. Das werden Sie auch hier ohne Probleme tun, vielleicht sogar lieben lernen. Haben Sie zugesagt?"

„Was bleibt mir denn übrig, noch so einen Winter will ich nicht erleben."

Es war die Wendung in ihrem Leben. Fast täglich war sie im Garten, pflegte ihre Parzelle und baute schon im ersten Jahr ansehnliche Mengen an Gemüse an, so viel, wie sie selbst nie verbrauchen konnte. Sie fand eine Reihe von Menschen in ähnlicher Situation und als im Herbst die Gartensaison zu Ende *war, organisierten sie für das ganze Winterhalbjahr Kaffeekränzchen, Kino- und Theaterbesuche, Fahrten und eine Reise nach Kolberg zur Kur. Als sie gar nicht mehr in ihrer alten Verwaltung auftauchte und ihre Kolleginnen und Freundinnen sich schon Sorgen machten, konnte ich sie beruhigen. Frau Corner geht es blendend, sie hat für Besuche oder Anrufe überhaupt keine Zeit. Aber sie wird euch zum Sommerfest einladen. Das tat sie dann auch und zeigte allen, wie schön der Ruhestand im Grünen sein kann, wenn man die richtigen Freunde hat.*

Einsamkeit macht krank, zuerst körperlich und dann psychisch und in letzter Konsequenz tötet sie Menschen. Sorgen Sie also frühzeitig dafür, dass Sie nicht in diese Falle tappen. Sorgen Sie für einen großen Freundes- und Bekanntenkreis, treten Sie in Sport- oder Bastelgruppen ein, suchen Sie sich ein Betätigungsfeld, in dem Sie sich ehrenamtlich um andere Menschen kümmern können. Suchen Sie sich eine lebendige Gemeinschaft, in dem sie ein anerkanntes, akzeptiertes und geschätztes Mitglied werden. Klären Sie ihr Verhältnis zu ihrer Familie, der wichtigste Rückhalt in schwierigen Zeiten. Lassen Sie es nicht so weit kommen, dass Sie in die Mobilitätsfalle kommen oder aufgrund einer depressiven Erkrankung nicht mehr selbst ins aktive Leben zurückkehren können.

Doch nur selten wird Ihnen das alles „geschenkt", sie müssen sich selbst aktiv darum kümmern und ihre Zukunft in die Hand nehmen. Möglichkeiten gibt es zuhauf, aber unsere Gesellschaft ist so organisiert, dass Sie sich selbst um das eigene Weh und Wohl kümmern müssen. Schlagen Sie am Wochenende einmal die Tageszeitung auf, dann werden Sie auf Dutzende Veranstaltungen stoßen, die zu einem Teil auch für Sie geeignet sind. Dort finden Sie Gleichgesinnte, Kontakte und Abwechslung.

5.9 Erfahrungen weitergeben

Sie haben während Ihrer beruflichen Tätigkeit eine Menge gelernt. Sie sind in einem Gebiet vermutlich ein ausgezeichneter Fachmann, können gut mit Menschen umgehen und können die Zukunft Ihres Fachgebietes einschätzen. Vielleicht sind Sie beruflich oder privat in der Welt herumgekommen, haben interessante Menschen und ihre Tätigkeiten kennengelernt. Oder Sie haben ein Handwerk ausgeübt, haben als Tischler, Maurer oder Fliesenleger Ihr Brot verdient. Was Sie getan haben, ist eigentlich egal. Ihre Erfahrungen und Ihr Wissen dürfen nicht aus dem Gedächtnis unserer Zeit verschwinden. Sie gehen aber verloren, wenn wir sie nicht weitergeben. Das darf nicht geschehen in einer Welt, die sich wegen ihrer Schnelllebigkeit und Oberflächlichkeit selbst zu vergessen scheint. Wir haben die Aufgabe, unsere Vergangenheit lebendig zu halten. Unsere Kinder und Enkelkinder werden sich einmal daran erinnern, wenn wir es schaffen, sie mit den rudimentären Erfahrungen unseres Lebens bekannt zu machen.

Ich will Ihnen ein paar simple Beispiele aufzählen, die deutlich machen sollen, dass unsere Vergangenheit auch für unsere Zukunft von Bedeutung ist.

- Kinder und Erwachsene kennen oft weder Obst- noch Gemüsesorten. Sie wissen nicht, wie man die wichtigsten Obst- und Gemüsesorten pflanzt, pflegt und verwendet. Einfaches Wissen, mit dem unsere Eltern aufgewachsen sind, geht langsam verloren. Sind wir so naiv zu glauben, dass die industrielle Produktion unserer Nahrungsmittel eine echte Alternative ist?

- Früher konnte jeder auf dem Land die wichtigsten handwerklichen Tätigkeiten, um sich oder seinen Freunden im Haus, auf dem Hof oder im Garten zu helfen. Die meisten Häuser in meinem Geburtsort wurden gemeinsam von den Menschen im Dorf gebaut. Jeder beherrschte mindestens ein Handwerk. Man half sich untereinander und schuf damit echte Werte für die Familie und das Alter. Heute können das nur noch die wenigsten. Auch hier ist so viel verloren gegangen, auf das wir nicht verzichten sollten.

- Sie haben über Jahrzehnte ein bestimmtes Land besucht, kennen es gut und können viel darüber erzählen. Sie haben vielleicht Tausende von Bildern und Detailkenntnisse über Fauna und Flora und die Tierwelt.

- Sie sind beruflich mit vielen Menschen zusammengekommen, haben viele Erlebnisse und Erfahrungen rund um die Welt gemacht. Sie haben Ereignisse persönlich erlebt, über die andere nur in der Zeitung – wenn überhaupt – erfahren haben. Sie müssen die Welt nicht aus zweiter Hand oder virtuell vermitteln, Sie können aus eigener Erfahrung berichten. Wie unschätzbar wertvoll ist das?

- Sie haben einen Beruf, der für eine Vielzahl von Menschen in ihrer Freizeit von Interesse sein kann. Schreiben Sie darüber. Es gibt Hunderte von Koch- oder Backbücher. Das liegt nicht nur daran, dass so viele Menschen kochen oder backen wollen, sondern auch an der Vielseitigkeit dieses „Handwerks" und an der Vielzahl der Menschen, die damit auf ihre spezielle Weise umgehen können.

- Sie haben ein Hobby, sind Sammler oder Spezialist in einem außergewöhnlichen Bereich. Sie wissen darüber mehr als die meisten Menschen auf der Welt. Ein Freund von mir sammelte sein ganzes Leben lang Postkarten. Ich glaube, es gibt in Deutschland kaum ein Mensch, der mehr vom Erwerben, Sammeln, Bestimmen, Bewerten und Verkaufen versteht als er.

Sie vermuten zurecht, dass ich endlos weitermachen könnte. Jeder von uns ist einmalig, hat einmalige Erfahrungen und hat sich dadurch ein wertvolles Wissen angeeignet. Soll das alles verloren gehen? Soll das nur im kleinen Familien- oder Freundeskreis verbleiben? Nein, das wäre zu schade. Viel zu schade. Geben Sie Ihre Erfahrungen, Ihr Wissen und Ihre Erlebnisse weiter. So wie ich das hier tue oder auf eine andere Weise.

Als ich vor 20 Jahren meinen ersten Roman schrieb, weil Schreiben für mich eine fantastische Möglichkeit war, mich zu entspannen, zu träumen und mich auszudrücken, suchte ich am Ende einen Verleger. Nach dem Prozess des Schreibens kamen mir diese Bemühungen fast grausam vor. Arroganz, Mäkeleien, Vorkasse und Vertröstungen waren an der Tagesordnung und das immer nach einer schleppend langen Wartezeit nach dem Versenden meines Manuskriptes.

„Ist das ein Kriminalroman oder ein Liebesroman? Außerdem beschreiben Sie Szenen, die wir hausintern als pornografisch bezeichnen würden. Das ist nicht Stil unseres Verlages.", so in einem Telefongespräch mit Lektoren eines renommierten Verlages. Ich war bedient und beschloss, meinen Roman für mich zu behalten, seitdem liegt er in meinem Arbeitszimmer. Das Theater der Gralshüter hoher Literatur und deutscher Werte fand ich affig, arrogant und kurzsichtig. Heute können Sie Ihre Schriften – seien es Ratgeberbücher, Erzählungen, Romane oder andere literarische Texte – zum Beispiel bei Amazon veröffentlichen und das Publikum entscheiden lassen, welchen Stellenwert es Ihren Texten gibt. Das ist für mich eine Form der Demokratisierung, die allen nutzt und jedem eine Chance gibt, seine Erfahrungen, sein Wissen und sein Können weiterzugeben. Das sollten auch Sie nutzen und sich damit vielleicht sogar Ihre Altersbezüge aufbessern. Sie lernen mit Sicherheit auch Menschen kennen, die sich genau mit den gleichen Fragen, Problemen oder Aufgaben beschäftigt haben. Es kann für Sie auch intellektuell eine Herausforderung werden.

5.10 Das Zusammenleben im Alter

Als junger Mann haben Sie vielleicht – genau wie ich – zu Ihrer Liebsten gesagt: „Mit dir möchte ich alt werden." Nun sind Sie es.

Was Sie daraus machen, hängt sehr viel davon ab, wie Sie in den Jahren davor gemeinsam auf diesen Zeitraum hingearbeitet haben und welche Pläne Sie beide gesponnen haben. Sie sollten damit so früh wie möglich beginnen, weil Sie sich dann gemeinsam darauf vorbereiten und freuen können. Im Alter spielt die Vorfreude eine noch größere Rolle, sie wird meist nicht getrübt durch die Unzulänglichkeiten Ihres Körpers und den kleinen oder großen Zipperlein. Und reden Sie darüber. Denn in vielen Herzen und Köpfen entwickeln sich Pläne und Träume, die selbst die eignen Partner nicht vermuten. Achten Sie generell darauf, dass Sie Ihre Gespräche miteinander nicht verstummen lassen. So viele Paare vermitteln nach vielen Jahren der Zweisamkeit den Eindruck, als hätten sie sich nichts mehr zu sagen. Eine Beziehung erstarrt, erkaltet und zurück bleiben zwei einsame Menschen. Das wäre bitter und würde neue und völlig überflüssige Probleme schaffen.

Die Umstellung vom Vollzeitprofi zum Haustiger bringt oft schon genügend Probleme mit sich. Früher waren Sie ein anerkannter Kollege oder sogar der Chef im Ring, jetzt sind Sie „nur" noch Ehemann / Ehefrau. Ihre Anweisungen werden nicht klaglos befolgt, ganz im Gegenteil, Sie müssen mit Widerspruch rechnen. Ihre Vorschläge sind nicht automatisch die besten. Sie merken, was es bedeutet, wenn der Amtsbonus, die Chefposition oder die Führungsrolle wegfällt oder nichts mehr wert ist. Sie werden auf Ihre personale Bedeutung zusammengeschrumpft. Das ist für viele ein schwieriger Prozess, der umso schmerzhafter ist, je mehr man sich über diese Rolle definiert hat.

Ich kannte einen hohen politischen Wahlbeamten, der mit Vehemenz und Arroganz und oft sogar gegen die Fachleute in seinem Ressort, seine Meinung durchgesetzt hat, auch wenn sie unhaltbar und untragbar war. Als er diese Funktion nicht mehr innehatte, wollte niemand mehr mit ihm zusammenarbeiten. Das war für mich ein klassisches Beispiel dafür, welche Folgen es hat, wenn man sich über eine Funktion oder ein Amt definiert. Damit wird nur Macht auf Zeit verliehen, die sofort wegfällt, wenn Funktion oder Amt beendet sind. Autorität und Glaubwürdigkeit muss man sich über den Umgang mit Mitmenschen und fachliche Kompetenz erarbeiten. Nur sie hält an und wirkt nach.

Deshalb sollte sich Ihre Rolle aus ihrer personalen Kompetenz, ihrem Mitgefühl und Verständnis entwickeln. Mein Ratschlag dazu ist: Lassen Sie alles Berufliche los und konzertieren sich auf das gemeinsame Leben in ihrer Beziehung. Kommunikation und wechselseitiges Verständnis füreinander und Mitgefühl sind die Schlüsselbegriffe dafür. Sie haben jetzt keinen Urlaub mehr, keine freien Tage, keine Brückentage, keine Ferien – Sie haben ein ganzes Jahr frei. Auch die Wochentage werden ihre bisherige Struktur langsam verlieren, sogar der 24 – Stunden – Tag wird anders aussehen. Finden Sie gemeinsam diese neue Struktur.

Dann gehen Sie an die Rollenverteilung innerhalb Ihrer Beziehung. Kann sie so bleiben? Das wird nur selten möglich sein, auch wenn sich manche das so wünschen würden. Die finanziellen Überlegungen habe ich schon angesprochen. Oft müssen die finanziellen Fragen und Möglichkeiten den neuen Bedingungen angepasst werden. Das geht nicht immer reibungslos und manchmal ist eine Unterstützung dafür mehr als sinnvoll.

Ein Bekannter erzählte mir, dass seine Eltern hoch verschuldet waren und einen Schuldnerberater auf Bitten ihrer Kinder aufsuchten. Der konnte die Ausgaben um über 1500 Euro im Monat drücken. Die Höhe des Krankenkassenbeitrages stammte noch aus der Zeit der Selbstständigkeit, drei der vier Handyverträge wurden gekündigt, die Nebenkosten für das Haus sowie die Versicherungsbeiträge drastisch gekürzt und ein halbes Dutzend Zeitschriften und Abos gekündigt. Viele müssen auch lieb gewordene Gewohnheiten über Bord werfen: Jedes Jahr das neuste Handy, Tabletts in allen Größen oder sonstige teure Hobbys müssen nicht unbedingt sein. Es ist jedoch wichtig, dass Sie sich selbst davon verabschieden. Dann betrachten Sie es nicht als Verlust, dem Sie lange nachtrauern müssen.

Leider gibt es im Alter auch oft gestörte Beziehungen. Solange beide arbeiteten, konnte man diese Beziehungsstörung kaschieren. Auch wenn an den Wochenenden nicht viel passierte, es kam wenigstens nicht zu Streit und hässlichen Auseinandersetzungen. Sitzt man sich nun vierundzwanzig Stunden auf der Pelle, sieht das anders aus. Harmlose Bemerkungen können schon zu fulminanten Explosionen führen. Ein falsches Wort und Tage oder gar Wochen sind versaut. Oft folgt daraus ein weiterer Rückzug in die Sprachlosigkeit, manchmal bitterer Zynismus oder gemeine Beschimpfungen, manchmal sogar häusliche Gewalt. Für manche kommt die Erkenntnis, was für einen Partner sie haben, ziemlich spät. Und wenn dann altersspezifische Probleme z.B. mit der Gesundheit oder körperlichem Wohlbefinden dazu kommen, können – Männer wie Frauen – oft sehr zickig, verbittert oder sogar aggressiv werden. Akzeptieren sollten Sie allerdings, dass im Alter manche körperlichen Einschränkungen und Gebrechen das Zusammenleben erschweren können, ohne dass dahinter eine böse Absicht oder irgendeine Lieblosigkeit steckt. Fast jeder wird im Alter schlechter hören. Auch wenn viele das nicht zugeben oder verbergen wollen. Auf jeden Fall ist damit eine Einschränkung der Kommunikation verbunden. Gehen Sie offensiv damit um, es ist keine Schande, keine Schwäche und Sie stehen damit auch nicht alleine. Lassen Sie sich helfen oder helfen Sie sich selbst. Bedenken Sie, dass Sie im Alter bei einer schweren Erkrankung oder Pflegebedürftigkeit unendlich froh und glücklich sein können, wenn Sie von einem Partner liebevoll versorgt oder gepflegt werden können.

Deshalb sollten Sie sich zuerst klarmachen, wie gut es ist, im Alter noch eine Beziehung zu haben. Sie werden von vielen darum beneidet. Setzen Sie dieses Glück nicht aufs Spiel, kämpfen Sie darum, Ihre Beziehung wieder so zu verbessern, dass Sie beide ihr Glück darin finden und sich gemeinsam stärken, helfen und wertschätzen. Reden Sie darüber, was in Ihrer Beziehung falsch gelaufen ist. Überlegen Sie, was Sie positiv verändern können. Und nehmen Sie sich wieder einmal in die Arme, drücken Sie sich ganz fest und spüren Sie, dass Sie einen Partner aus Fleisch und Blut haben, den Sie vermutlich mal heftig und innig geliebt haben. Tun Sie es wieder, und es wird Ihnen beiden besser gehen.

Sollten Sie es alleine nicht schaffen, dann holen Sie sich Hilfe. Es gibt gute Ehe- und Paartherapeuten. Schmeißen Sie Ihre Beziehung nicht einfach so weg. Sie ist zu wertvoll, als dass man sie wie einen alten Besen entsorgt.

5.11 Eine neue Beziehung im Alter

Berlin ist die „Stadt der Singles" und die Stadt, deren Alterspyramide am stärksten auf „dem Kopf" steht. Ein hoher Anteil alleinstehender älterer Frauen und Männer leben in einer quirligen Stadt mit vielen Besuchern auf engem Raum zusammen. Man könnte meinen, ein Paradies für Menschen, die noch einmal eine Beziehung neu beginnen wollen. Leider ist diese Annahme grundfalsch. Denn die Zahlen sind rein statistisch zu sehen, es entwickelt sich daraus viel zu selten eine Beziehung. Selten entstehen Bindungen und noch seltener ziehen zwei einsame Menschen zusammen und werden glücklich.

Woran liegt das? Was ist so schwierig am Aufbau einer Beziehung im Alter? Oder wird sie vielleicht gar nicht mehr ernsthaft angestrebt?

„Ich würde gerne wieder einen Menschen haben, mit dem ich zusammenleben und glücklich sein kann. Ich fühle mich oft einsam, manchmal glaube ich, diese Einsamkeit nicht mehr länger ertragen zu können."

Die Frau saß mir gegenüber, weil sie ständig krank war, an ihrem Arbeitsplatz fehlte und ihre Aufgaben fast vollständig vernachlässigte. Sie war in ihrer Abteilung nicht mehr tragbar. In einem Personalgespräch kamen ihre Kolleginnen und Kollegen relativ schnell zu diesem Urteil und mir war klar, dass die Ursache ihrer beruflichen Fehlleistung in ihrer Einsamkeit lag. „Haben Sie denn dagegen schon etwas unternommen, wollte ich wissen. Die Antwort kam nach einigen Minuten schluchzend und aus tiefstem Herzen: „Ich habe alles getan, was mir dazu einfiel. Entweder waren sie vergeben, saßen in Kneipen rum, tranken und rauchten viel zu viel oder logen in Chats und auf Partnerbörsen, dass sich die Balken bogen. Es gibt scheinbar auf dieser Welt keinen Mann, der zu mir passt, dabei stelle ich keine besonderen Ansprüche. Er soll ehrlich, nett und treu sein, soll selbstständig sein und mir Zeit lassen, mich an ihn zu gewöhnen. Ich selbst würde mich freuen, morgens mit einem

Partner zu frühstücken, abends bei einem Glas Wein mit ihm zu reden oder fern zu sehen. Seine Freunde kennenzulernen, die Wochenenden gemeinsam zu verplanen und einen gemeinsamen Urlaub zu genießen. Er könnte seine Freunde behalten, seine Hobbys und seine Macken, meine sollte er auch tolerieren."

Diese Aussage konnte ich lange nicht vergessen. Stimmt das wirklich? Gibt es so viele bindungsunfähige Männer, die in Kneipen herumhängen und das Blaue vom Himmel lügen, anstatt ihre Wünsche und Vorstellungen vernünftig zu kommunizieren? Ich sprach mit einer Therapeutin, die überwiegend als Paar- und Partnertherapeutin Menschen in Lebenskrisen beriet.

„Wenn Männer verlassen werden (Trennung, Scheidung oder Tod des Partners), dann ziehen sie sich oft in ihr Schneckenhaus zurück, brechen mit der Zeit viele Kontakte ab oder vernachlässigen sie. Sie verbringen ihre Freizeit auf dem Fußballfeld, in Kneipen oder in relativ anonymen Gruppen. Manche gehen überhaupt nicht mehr vor die Tür, es sei denn, es ist unumgänglich. Sie verlieren mit der Zeit ihre sozialen Kontakte, aber auch die Fähigkeit zu kommunizieren – vor allem mit dem anderen Geschlecht. Ihm gegenüber werden sie besonders unsicher und entwickeln einen Minderwertigkeitskomplex, der häufig dazu führt, dass jeder spontane Kommunikationsversuch in einem Fiasko endet oder in anonymen Gruppen oder Medien zu einer Märchenstunde ausartet. Sie können ihre wahre und oft sympathische Persönlichkeit überhaupt nicht zeigen und zur Geltung bringen: Das Dilemma des Mannes ist seine Erziehung zur Männlichkeit. Und wenn Sie dann ihre Machosprüche in Gesellschaft loslassen, ihre Stammtischmanieren nicht lassen können, dann sind das die Folgen einer fehlgeleiteten Entwicklung zwischen Kindheit

und Greisenalter. Im Extremfall stehen am Ende Alkohol und Selbstmord – und dies ist wiederum statisch nachgewiesen und zwischen Frauen und Männern signifikant unterschiedlich. Natürlich ist das Problem der Männer auch eins der Frauen. Insofern sind auch sie die Opfer einer gesellschaftlichen Bindungs- und Kommunikationsstörung in unserer heutigen Zeit."

Eine für mich erschreckende und ernüchternde Beschreibung männlicher Rollenklischees. Während Frauen sich schon vor Jahrzehnten in Selbsthilfe- oder Gesprächsgruppen organisiert haben, schleppen die Männer ihre archaischen Verhaltensmuster immer noch als bedrückenden Ballast auf ihren Schultern. Hier muss „Mann" an sich arbeiten, um mit den Frauen eine partnerschaftliche Basis zu finden. „Frau" wartet darauf.

Für Frauen stellt sich das Problem noch anders dar. Ihre Lebenserwartung ist deutlich höher, sie verlieren statistisch gesehen viel häufiger und früher ihre Partner. Doch sie ergreifen von sich aus die Initiative, nehmen ihr Schicksal in die Hand und werden wieder glücklich.

5.12 Wie sich Menschen im Alter finden

Einsamkeit schmerzt, kann krank machen und sogar töten. Und Alter ist kein Grund, sich nicht wieder nach einem Menschen zu sehnen, mit dem man gemeinsam diese Einsamkeit überwinden kann. Jeder Mensch, egal wie alt er ist, hat das Recht auf Glück, auf eine erfüllte Partnerschaft, auf Zuneigung und Liebe. Aber dieser Wunsch ist nicht mehr so leicht zu erfüllen wie in jungen Jahren. Denn es ist schwierig, Verhaltens- und Rollenmuster abzulegen, die man als Kind „eingeimpft" bekommen hat oder über Jahrzehnte erlernt hat. Sie sind tief in Ihrem Unterbewusstsein verankert. So tief, dass Sie ihre prägende Wirkung kaum wahrnehmen, geschweige denn infrage stellen. Daraus haben sich Verhaltensmuster oder Haltungen entwickelt, die für Sie selbstverständlich und vertraut sind. Sie sind Teil Ihrer Persönlichkeit geworden. Auch wenn diese Persönlichkeitsmerkmale Sie oft daran hindern, soziale oder persönliche Kontakte zu knüpfen oder Konflikte zu bewältigen. Es wäre vermutlich eine therapeutische oder sogar psychotherapeutische Behandlung notwendig, um sie positiv zu beeinflussen. Dennoch können Sie etwas tun. Sie können Ihr bisheriges Verhalten ergänzen, erweitern und neu strukturieren. Sie können dazulernen.

Das Erste, was Sie dazulernen müssen, ist bei einem Verlust zu trauern. Heulen Sie, betrinken Sie sich, werfen Sie mit Gegenständen um sich oder schreien Sie. Tun Sie das so lange, bis Sie ihre Verluste ertragen, akzeptieren oder sogar vergessen können. Männer müssen lernen, sich zu ihren Emotionen zu bekennen und sie zuzulassen. Danach geht es ihnen besser und sie können wieder von Neuem anfangen. So einfach, wie ich diesen Vorgang in wenigen Sätzen geschildert habe, wird dieser Prozess nicht sein. Je tiefer der Schmerz sitzt, desto länger werden Sie brauchen, um ihn zu mildern oder zu verdrängen. Auch wird es Rückschläge geben. Das alles ist normal. Dennoch ist dieser Weg alternativlos.

Männer müssen in ihrem Schmerz nicht immer den einsamen Helden spielen, sie können durchaus ihr Leid teilen, z.B. mit einem Freund, mit der Familie, mit Kolleginnen und Kollegen oder sogar mit einem Fremden. Sie müssen ihn nicht in sich hineinfressen, wo er unverdaut bleibt und heftige Schmerzen verursacht. Männer müssen bei Frauen auch nicht den starken einsamen Wolf spielen, sie können ohne Maske charmant, liebenswert und vor allem authentisch sein. Das imponiert Frauen mehr als jede Laiendarstellung, die irgendwann doch platzt und dann Frust und Ärger hinterlässt.

Und ein letzter Tipp: Mögen junge Leute Speed-Dates, Blind-Dates, Disco-, Bar- oder Kneipenbekanntschaften, Zufallsbekanntschaften oder One-Night-Stands gut finden, so kenne ich persönlich keinen Menschen in meinem Alter, der auf diese Art und Weise eine gute oder dauerhafte Beziehung gefunden hat. Ich habe nichts dagegen, dass man sich auch in diesem Alter ins Abenteuer stürzt und sein Leben genießt, aber wer eine erfüllende oder dauerhafte Partnerschaft wünscht, sollte sie an anderen Orten suchen. Männer und Frauen ticken im Alter ein wenig anders. Das ist mehr als verständlich. Haben sie doch jahrzehntelange Erfahrungen in Partnerschaften, kennen gescheiterte Beziehungen, aber auch beglückende. Wissen mittlerweile, was sie wollen und was sie nicht wollen, haben Erwartungen, aber auch Ängste und möchten in ihrem Alter kein unkalkulierbares Risiko mehr eingehen. Das sind keine guten Voraussetzungen für ein Speed-Date oder eine Zufallsbekanntschaft.

„Ich habe diese Hahnenkämpfe satt, brauche keine Rosenkriege mehr und auch keine hässlichen Trennungen - weder per SMS noch durch verlogene und heuchlerische Argumente in einem Herzchen-Brief. Wenn ich jetzt noch einmal „Ja" sage, dann will ich vorher wissen, was mich erwartet."

Wo und vor allem wie kann man das erreichen?

Suchen Sie einen Ort und Gelegenheiten, wo sich Menschen treffen, die eine gemeinsame Basis, eine Aufgabe oder Ziel haben. Gehen Sie in einen Sportverein, arbeiten Sie in einer Initiative mit, gehen Sie in einen Volkshochschulkurs, lernen Sie tanzen oder besuchen Sie wieder einmal Ihre Kirchengemeinde.

Sehr zu empfehlen sind auch Abos für Theater, Konzerte oder Museen. Gerade für ältere Menschen sind diese Stätten immer auch Orte der Begegnung und Anlass für Gespräche untereinander. Sie finden garantiert schnell Anschluss.

Denn überall dort haben Sie in einem geschützten Rahmen die Möglichkeit, mehr und ungezwungen und ohne Verpflichtungen von und über andere etwas zu erfahren. Nähe und Bindungen können wachsen, man kann an solchen Orten authentisch bleiben und sich so zeigen, wie man ist. Das imponiert und gibt allen die Möglichkeit für sich zu entscheiden, ob man diesen Menschen auch außerhalb dieses Rahmens und mit einer ganz anderen Absicht treffen und näher kennenlernen möchte.

Bedenken Sie dabei aber, Menschen in Ihrem Alter haben eine Vergangenheit, die sie mit in eine Beziehung bringen. Akzeptieren Sie diese Vergangenheit und die Form der Nähe und Distanz, die Sie zusammen herausfinden und leben müssen. Alles entwickelt sich und umso besser, je mehr Sie in der Lage sind sich darüber auszutauschen und eine gemeinsame Grundlage zu finden. Lernen Sie, wieder zu kommunizieren. Bei einem Glas Wein, einem guten Essen bei Kerzenschein und schöner Musik kann das der Anfang einer wunderbaren und erfüllenden Begegnung sein. Seien Sie nie ungeduldig und erwarten Sie nie zu viel. Mein Wahlspruch war immer und ist es auch heute noch: „Alles kommt zu dem, der warten kann."

Einen letzten, vielleicht ganz banalen Ratschlag muss ich Ihnen noch geben. Manche Menschen, vor allem Männer, scheinen beim Erreichen des Ruhestandes ihren gesamten Kleiderschrank zum Sperrmüll gebracht zu haben. Ich dagegen möchte Sie herzlich bitten, weiterhin auf ihr Äußeres und ihr Aussehen zu achten.

Man sagt manchmal ein wenig gehässig, Frauen bräuchten im Alter länger, um hübsch auszusehen. Männer auch - aber tun Sie es? Sie sollten es unbedingt tun! Denn damit würden sie nicht nur voll im Trend der heutigen Zeit liegen, sie würden gemeinsam mit der immer größer werdenden Anzahl der Senioren das Bild dieser Generation neu zeichnen: „Gelassen, stylish und weltoffen", so beschreibt die Berliner Morgenpost die „Silver Surfer" oder „Best agers", die plötzlich in allen Bereichen des sozialen Lebens mitmischen und für den Konsumentenmarkt eine immer größere Bedeutung gewinnen.

Tragen Sie nicht Ihren eigenen Stil. Leben Sie ihn. Haben Sie bitte keine Angst – auch, nein gerade im Alter – gut auszusehen. Bilder von den „sexy Siebziger" gehen um die Welt. Sie alle haben den Jugendwahn hinter sich gelassen und ihren eigenen Stil entdeckt und werden so zu Stilikonen für junge Leute. Verrückte Welt? Nein, das ist nur das gelassene, selbstbewusste und welterfahrene Auftreten der Menschen, die (fast) alles schon erlebt haben und mit einem Lächeln in die Zukunft blicken können.

6. Gesundheit und ein langes Leben

Vor meinem vierzigsten Lebensjahr hatte ich viele Wünsche. Ich war nie verlegen vor meinem Geburtstag oder vor Weihnachten sie auszusprechen und darauf zu hoffen, dass sie erfüllt wurden. Sie wurden leider nicht immer erfüllt, weil sie oft eine Hausnummer zu groß waren. In den Jahren danach kam ein neuer Wunsch dazu: Gesundheit.

Je mehr ich für mich die Bedeutung der Gesundheit entdeckte, desto mehr traten die materiellen Wünsche in den Hintergrund. Die stereotype Frage: „Was wünscht du dir?", beantwortete ich immer mit dem gleichen Satz: „Gesundheit und ein langes glückliches und zufriedenes Leben gemeinsam mit meinen Lieben." Leider wurde dieser Wunsch nicht immer ernst genommen, sodass ich mich am Ende kaum vor Büchern, Grappa und diversen Gutscheinen retten konnte. Ich bekam all das natürlich mit den besten Wünschen für Gesundheit und ein langes, glückliches und zufriedenes Leben. Blicke ich zurück und schaue mich um bei Freunden, Verwandten und meinen Kolleginnen und Kollegen, so sind diese Wünsche bis heute leider nicht für alle meine Freunde und Bekannte in Erfüllung gegangen. Ich selbst bin (wieder) gesund, fühle mich fit und hoffe auf ein langes, glückliches Leben.

Aber das alles kam nicht von selbst, ich brauchte dreißig Jahre, bis meine Gesundheit einen angemessenen Platz in meinem Leben bekam. Mit fünfzig und einigen Gesundheitsproblemen kam langsam das Umdenken, Umschwenken und das aktive Bemühen um ein gesundes Leben. Es war ein langer Lernprozess und ein zäher Kampf mit meinen diversen Ärzten, bis ich den Punkt erreicht hatte, an dem ich mich zufrieden und gut aufgehoben fühlte. Die „Götter in Weiß" sind auch nur Menschen mit all ihren Stärken und Schwächen. Sie haben ihre Interessen und das ist beileibe nicht bei allen das Geldverdienen. Es gibt sehr gute Ärzte, aber auch schlechte. Mit ihnen beschäftige ich mit erst gar nicht – nur mit den guten und den sehr guten.

6.1 Es gibt gute und sehr gute Ärzte

Sprechen wir heute über Gesundheit, dann stecken hinter diesem Begriff mächtige Industrien und knallharte Lobbyisten. Es geht um viele, viele Milliarden, die alleine jährlich in der Bundesrepublik verteilt werden. Kaum ein (legaler) Markt ist lukrativer, größer und härter umkämpft der Gesundheitsmarkt. Pharma-, Gen-, Bioindustrie und der Markt der Implantate gelten als die gewinnbringendsten und zukunftsträchtigsten Industrien der Welt. Zusammen mit der Computertechnik schielen sie auf das „ewige Leben". Das Gesundheitswesen war lange Zeit in Deutschland in der Hand des Staates. Das ist heute leider nicht mehr der Fall. Viele Krankenhäuser sind privatisiert und gewinnorientiert. Der Patient ist ein Kostenfaktor.

- Die Beiträge für unsere Gesundheit werden als Zwangsabgaben per Gesetz an die Krankenkassen abgeführt. Kein Beitragszahler hat Einfluss auf die Höhe der Beiträge, auf ihre Nutzung oder auf die einzelnen Ausgabenbereiche. Das machen die Lobbyisten untereinander aus, der Bundestag winkt meist unisono die Erhöhung der Beiträge durch. Ich habe leider noch nie erlebt, dass die Politik auf der Seite der Beitragszahler, also der Mehrheit der Wähler, steht. Sie steht der Industrie und der Ärzteschaft im Allgemeinen weitaus näher.

- Die Pharmaindustrie hat einen fast allmächtigen, unangreifbaren und leider auch schwer kontrollierbaren Status in unserer „liberalen Marktwirtschaft". Die Gewinnmargen werden oft schamlos in schwindelerregende Höhen getrieben. Eine Konkurrenz ist nur in begrenzten Teilbereichen vorhanden. Eine staatliche Kontrolle gibt es nur in engen Grenzen bei der Zulassung neuer Medikamente. Beim Preis leider überhaupt nicht. Medikamente und damit unsere Gesundheit werden zum Spekulationsobjekt.

Vor einiger Zeit hat die schamlose Preissteigerung des Medikamentes Daraprim die Öffentlichkeit empört. Es ist bereits seit 62 Jahren auf dem Markt und hilft gegen Toxoplasmose, eine Krankheit, die für Menschen, deren Immunsystem nicht geschwächt ist, ungefährlich ist. Aber für Kranke, die an AIDS oder einer anderen Immunschwäche leiden, ist das Medikament lebensnotwendig. Zudem wird es zur Behandlung von Malaria eingesetzt. Mit dem Kauf der Rechte an Daraprim trieb das Pharmaunternehmen den Preis über Nacht von 13,50 auf 750 Dollar pro Pille hoch. Die Kosten für eine Behandlung steigen damit auf Hunderttausende Dollar. Es ist für mich unfassbar, dass der Gesetzgeber nicht in der Lage ist, diese schamlose Ausnutzung einer Machtposition im Gesundheitswesen zu unterbinden. Dieses Beispiel hat Schule gemacht. Wir sind noch immer nicht geschützt vor solchen Wucherpreisen und Spekulanten im Gesundheitswesen.

- Unsere Medizin und unsere Ärzte setzen auf eine medikamentöse oder klinische Behandlung bei fast allen Krankheiten. Der Einfluss der Ernährung, der Sports oder des sozialen Umfeldes interessiert nur am Rand. Die Politik ist nicht wirklich bereit, Zucker, Fette und andere krankmachende Zutaten in den industriell gefertigten Lebensmitteln zu kennzeichnen, geschweige denn zu begrenzen oder zu verbieten. In winziger kryptischer Schrift wird auf diese Zusätze hingewiesen. Ein eng verflochtenes System zwischen Ärzten und Industrie sorgt dafür, dass diese Symbiose bestens funktioniert. Regelmäßige Fortbildungen, Ärztekongresse und Pharmaberater sorgen in harmonischer Eintracht dafür, dass sich diese Situation auch in Zukunft nicht ändern wird.

- Die Patienten sind an all diesen Fragen wenig interessiert. Sie besuchen die Praxen, wollen behandelt werden und das möglichst oft und – wenn es geht – mit den besten und teuersten Medikamenten. Sie müssen selten aus eigener Tasche etwas zahlen: Ihre Krankenkassen, das Sozialamt oder der Staat zahlen für sie.

- Fairerweise muss man sagen, dass die Medizin außerordentliche Fortschritte gemacht hat. Sie sind zwar oft extrem teuer, aber sie können das Leben von vielen Menschen retten oder ihnen lange ein gutes Leben ermöglichen. Dazu träge auch die ständige Erhöhung der Lebenserwartung bei, die sich am Ende auf die Kosten des Gesundheitssystems niederschlägt. Besonders chronisch und dauerhaft kranke Menschen wissen in unserem Land diese hervorragende Versorgung zu schätzen.

Als Privatpatient hatte ich immer die Möglichkeit, mir meine Ärzte ohne Einschränkungen aussuchen zu können. Privatpatienten wurden von fast allen Ärzten (gerne) als Patient angenommen, bekamen relativ schnell einen Termin und wurden „intensiv" behandelt. Schon als Zwanzigjähriger hatte ich manchmal das Gefühl ein schwerkranker Mann zu sein, denn mein Hausarzt wollte mich alle viertel Jahr zu diversen

Untersuchungen sehen. Meine Werte waren nie in Ordnung: Zu hoch, zu niedrig, nicht in der Norm, mussten also dringend weiter beobachtet werden. Und ich wurde genau beobachtet und vermessen – innen wie außen und das mit diversen Methoden. EKG, Belastungs-EKG, Ultraschall, Blutdruckmessungen über 24 Stunden und bis hin zu Röntgenuntersuchungen. Meine private Krankenkasse verdiente als ich noch relativ jung war nicht viel an mir. Darüber hinaus musste ich seit meinem dreißigsten Lebensjahr diverse Pillen schlucken. Ich machte das viele Jahre mit, bis ich selbst anfing, über die vielen „Krankheiten" und Krankheitsbilder, Symptome und Behandlungsmethoden nachzudenken und sie zu erforschen.

Und ich stellte erfreut fest, ich war gar nicht unheilbar krank. Ich war in den „Fängen" von „guten Ärzten", die alles taten, um meine Gesundheit (und ihr finanzielles Wohlergehen) zu erhalten. Gute Ärzte wollen ihre Patienten so oft wie möglich sehen, untersuchen (vorrangig mit ihren medizinischen Geräten und Apparaten), beraten und ihnen allerlei Pillen, Tabletten und Salben verschreiben. Bei Kassenpatienten erschöpft sich diese Behandlungsstrategie mit dem vierteljährlichen Kassenbudget, bei Privatpatienten ist jedoch wesentlich mehr zu holen. Hier ist der Kreativität der Ärzte kaum eine Grenze gesetzt. Ich habe das lange nicht erkannt, bis ich feststellen musste, dass die wirklichen Gesundheitsprobleme von diesen Ärzten weder erkannt noch grundlegend behandelt worden waren.

Jetzt mit 65 kenne ich eine Reihe sehr guter Ärzte und fühle mich bei ihnen absolut gut aufgehoben. Ihnen kann ich vertrauen, d.h. ich kann mich ihnen anvertrauen und sicher sein, dass sie das optimale für meine Gesundheit tun.

6.2 Was aber macht einen guten Arzt aus?

Ein sehr guter Arzt macht sich zuerst einmal ein umfassendes Bild von seinem Patienten. Er ermuntert und hilft ihm, seine gesundheitliche Situation mit eigenen Worten zu schildern, und fragt immer wieder nach. Er lässt sich die bisherigen Untersuchungsergebnisse vorlegen, erkundigt sich nach Krankheiten und Behandlungen. Er wird sich nach den Medikamenten erkundigen, die Sie gegenwärtig einnehmen bzw. die Sie früher schon einmal einnehmen mussten. Allergien und sonstige Unverträglichkeiten gehören zu seiner Anamnese. Er wird Sie nach dem Grund Ihres Besuches fragen und erst jetzt eine weitere Untersuchung durchführen oder anordnen.

Wirklich gute Ärzte werden sich nicht scheuen, Sie auf einen ungesunden Lebenswandel hinzuweisen und Ihnen gleichzeitig Ratschläge geben, was Sie dagegen tun können. Ich kenne Ärzte, die ihren Patienten Übungen aufzeichnen und vormachen bzw. ihnen nach einer Operation das Fahrradfahren wieder beibringen. Das alles können sie vermutlich nicht abrechnen, aber es gehört zu ihrem ärztlichen Ethos, alles Erdenkliche zu tun, um ihren Patienten zu helfen.

Auch sehr gute Ärzte werden Ihnen gelegentlich Medikamente verschreiben (müssen). Aber sie werden Ihnen die Wirkung, die Nebenwirkungen und die Unverträglichkeiten vor allem im Zusammenwirken mit anderen Medikamenten erläutern. Sie werden Ihnen nur ein Minimum verschreiben. Sie werden Ihnen widersprechen, wenn Sie selbst ein Medikament vorschlagen, das nach ihrer Meinung nicht hilft, nicht geeignet ist oder sogar schädlich sein könnte.

Sehr gute Ärzte nehmen sich vor einer Krankenhauseinweisung viel Zeit, um Sie z.B. über eine notwendige Operation aufzuklären. Sie erläutern Ihnen die Risiken und das zu erwartende Ergebnis. Sie reden mit Ihnen über spezialisierte Krankenhäuser und Fachabteilungen und machen Ihnen Vorschläge. Im besten Fall vermitteln Sie Kontakte zu den Ärzten, die die Behandlung durchführen.

Als ich mich nach mehreren Gesprächen zu einer totalen Entfernung der Prostata entschloss, empfahl mein von mir hochgeschätzter Urologe einen Operateur. Er begründete seine Empfehlung und ich stimmte zu. Zu meinem Erstaunen rief er ihn sofort an, um einen Termin für ein Vorgespräch zu verabreden. Er war leider in diesem Moment nicht zu erreichen, sodass er meine private Telefonnummer auf seinem Anrufbeantworter hinterließ.

Ich war außerordentlich überrascht, als mich am nächsten Morgen der Arzt aus der Charité vor Beginn seiner Tätigkeit anrief und mit mir noch am selben Tag einen Termin vereinbarte. Das Gespräch am Nachmittag mit meiner Frau machte mich so sicher und gab mir so viel Mut, dass ich jegliche Angst verlor und der Operation voller Zuversicht und der Gewissheit einer vollständigen Genesung entgegensah.

„Wirklich gute Ärzte stehen rückhaltlos an der Seite ihrer Patienten", sagte mir ein junger Arzt, als ich mit ihm über dieses Thema redete. Meine Fachärzte würde ich als solch hochkompetente Mediziner beschreiben, denen ich mich jederzeit gerne anvertraue. Davor war ich allerdings bei einer Reihe von Ärzten, die ihre Arbeit machten, dabei gut verdienten, aber nie wirklich mein Vertrauen hatte. Ich verstand weder die Bedeutung ihrer medizinischen Maßnahmen, noch ich spürte irgendwelche erkennbar positive Ergebnisse.

6.3 Die unheilvolle Symbiose

Die meisten von uns leben ungesund. Sie rauchen, trinken (oft) zu viel, essen zu süß, zu fett und zu viel, ziehen ungesundes Fast Food gesundem Obst, Gemüse und Vollkorn vor, haben Stress und zu wenig Bewegung. Sie betätigen sich ab einem gewissen Alter kaum noch sportlich, sitzen in ihrer Freizeit überwiegend vor dem Fernseher oder Computer. Die Folgen nehmen mit zunehmendem Alter zu und werden und in Form von Erkrankungen sichtbar. Übergewicht, Herz-Kreislauf-Erkrankungen, ein überhöhter Cholesterinspiegel, Diabetes und Stoffwechselerkrankungen sind die Folgen. Nunmehr plagt nicht mehr nur das schlechte Gewissen, der Körper sendet deutliche Signale aus, dass er große Belastungen und Beschwerden ertragen und ausgleichen muss. Das geht eine gewisse Zeit gut, bis dann der Zusammenbruch kommt. Spätestens dann – aber meistens schon Jahre davor - kommt der Arzt ins Spiel. Viele suchen dann die Ärzte auf, um ihnen die Verantwortung für ihre Gesundheit zu übertragen. Dafür erwarten sie, dass die Ärzte ihnen durch entsprechende Medikamente und Behandlungen helfen. Was sie aber keineswegs wollen, ist ihren Lebensstil grundlegend zu ändern und zukünftig gesund zu leben. Und viele Ärzte gehen genau darauf ein: die unheilvolle Symbiose.

Sie untersuchen, verschreiben, untersuchen, verschreiben und halten so eine mächtige Industrie mit einem glänzenden Geschäftsmodell und ebensolchen Gewinnen am Leben. Diese Symbiose ist ein absolut sicheres Geschäft – nur nicht für die Patienten. Sie werden abhängig vom Arzt, den Medikamenten und der Pharmaindustrie. Das geht eine Weile gut, weil man die Dosis fast beliebig erhöhen kann, bis dann eines Tages der totale Zusammenbruch erfolgt.

Ein erschreckendes Beispiel ist für mich die unverantwortliche Verordnung von Antibiotika. Ein wirksames Medikament wird durch die leichtfertige Verschreibung in ihrer Wirksamkeit eingeschränkt. Ein anderes Beispiel ist das Geschäft mit den künstlichen Ersatzgliedern – den Prothesen. In diesem Bereich ist Deutschland absoluter Spitzenreiter. Mir hat ein Arzt erzählt, dass eigentlich über die Hälfte dieser Operationen „problematisch" seien, weil die Patienten aufgrund ihres Gewichtes und ihrer eingeschränkten Beweglichkeit bald wieder vor den gleichen Problemen stünden. Früher wurde zumindest angeraten, das Gewicht deutlich zu reduzieren, bevor man sich an eine solche Operation heranwagte. Heute scheint das überhaupt kein Problem mehr zu sein.

Die wirklich guten Ärzte werden anders vorgehen. Sie werden Ihnen deutlich machen, dass vieles überflüssig wäre, wenn Sie Ihre Lebenseinstellung ändern. Und sie werden Ihnen konkret sagen, was Sie im Einzelnen besser machen oder ändern müssen. Sie werden Sie darauf hinweisen, dass Medikamente die Symptome zwar bekämpfen, die Krankheit aber (meist) nicht beseitigen. Häufig kann man aber die Krankheit durch eine Veränderung seiner Lebensweise ändern. Das bedeutet aber, dass Sie ihre Verantwortung für Ihre Gesundheit nicht dem Arzt übertragen dürfen, sondern sie selbst in die Hand nehmen müssen. Diese Veränderungen fallen nicht immer leicht und stellen manchmal Ihren gewohnten Alltag ein Stück weit auf den Kopf. Doch wenn Sie es wirklich wollen, dann können Sie es schaffen und werden feststellen, dass es Ihnen immer besser geht. Beispiele, Vorbilder und hervorragende Hilfen (auch als Apps) gibt es genug. Jede Veränderung beginnt im Kopf. Sie beginnt damit, dass man Verantwortung für die eigene Gesundheit und das eigene Leben übernimmt.

6.4 Die mentalen Säulen einer gesunden Lebensführung

Eine gesunde Lebensführung ist eine wichtige Voraussetzung für ein langes und erfülltes Leben. Sie zahlt sich besonders im Alter aus. Wenn andere über ihre vielfältigen Wehwehchen klagen oder ernsthaft erkranken, sind Sie noch fit und gesund. Neben dem Körper spielt die Psyche eine entscheidende Rolle. Eine „gesunde Lebenseinstellung" ist ein wichtiger Faktor für einen gelungenen Lebensabend. Was aber ist eine gesunde Lebenseinstellung?

Unsere Psyche ist von elementarer Bedeutung für unsere Gesundheit. Wir sollten sie als wesentlicher Teil unseres Körpers sorgfältig behandeln. Vor allem Sorgen, Ängste, Wut, Neid oder ähnliche negative Gefühle können das seelische Wohlbefinden aus dem Gleichgewicht bringen oder sogar psychische Schäden verursachen. Das Ziel ist es, ein Zustand der Entspannung und Gelassenheit herzustellen. Durch die Befreiung von unnötigem Ballast können die seelische Gesundheit erhalten und ein ausgeglichener Alltag erreicht werden. Dies ist oft auch eine Lösung für körperliche Probleme wie Kopf-, Bauch- oder Rückenschmerzen, die einen immer wieder plagen und für die es keine physischen Ursachen gibt.
Eine gesunde Lebenseinstellung ist eine Sache des Kopfes. Die innere Haltung zum eigenen Ich, zu den Mitmenschen und zum Leben bestimmt weitaus mehr unser Wohlergehen, als uns das bewusst ist. Über diese Einstellungen regulieren sich viele Körperfunktionen, die Sie entweder gesund erhalten oder krank machen.

Ich will Ihnen das an einem Beispiel verdeutlichen. Stress, hoher Blutdruck und Herzerkrankungen hängen davon ab, wie sehr Sie sich belasten oder belastet fühlen. Es gibt dafür kein objektives Maß, denn das alles ist abhängig von Ihrer subjektiven

Einstellung zu Ihrem Leben, zu Ihrem Körper und zu Ihrer Umwelt. Sie können deshalb durch eine veränderte Einstellung Ihren Körper positiv beeinflussen und krankmachende Einflüsse von ihm fernhalten. Sie können sogar bis zu einem gewissen Maß, damit Krankheiten heilen, sofern sie nicht schon zu irreversiblen körperlichen Schädigungen geführt haben. Es gibt eine Vielzahl von Möglichkeiten – ich will Ihnen die beschreiben, die mir bisher geholfen haben.

„Es ist, wie es ist!" (Eckhard Tolle)

Als junger Mensch war ich sehr ungeduldig. Nicht sehr viel, was mich umgab, konnte oder wollte ich akzeptieren. Ich beklagte die Ungerechtigkeit der Welt, den Egoismus und die Lieblosigkeit der Menschen. Ich erwartete voller Ungeduld von vielen Institutionen, Systemen und Menschen, dass sie sich eines Besseren besinnen, dass sie dagegen etwas tun. Ich versuchte, meinen Teil dazu beizutragen. Ich organisierte mich in Studentengruppen, trat in eine Partei ein und demonstrierte für eine bessere Welt. Ich erinnere mich nicht daran, dass sich von all den kritisierten Unzulänglichkeiten etwas zum Positiven geändert hat, was meine Enttäuschung und manchmal meine Wut verstärkte. Mein Engagement führte mich bis ins Abgeordnetenhaus, wo ich zehn Jahre als Abgeordneter versuchte, die Welt zu verändern, zu verbessern. Ich bin nicht sicher, ob ich das auch nur im Ansatz geschafft habe. Aber ich weiß, dass es meiner Persönlichkeit nicht gutgetan hat. Frustriert habe ich mich nach zehn Jahren politischer Erfahrung und Aktivismus aus dem politischen Leben zurückgezogen. Doch ich machte mich mit meiner Erfahrung auf die Suche nach den Ursachen meiner Enttäuschung. Und schaute dieses Mal mehr auf mich als auf die anderen. Dann entdeckte ich Eckhard Tolle und lernte seine philosophische Grundhaltung kennen. Wie Schuppen fiel mir dann so vieles von den Augen. Erst wenn man das Leben akzeptiert, so wie es ist, kann man es begreifen und auch verändern. Und mit Leben meine ich zuallererst einmal mich selbst, dann meine Umgebung und die Gesellschaft, in der ich lebe und die mich mit ihren Regeln und Gesetzen prägt und beeinflusst. Erst wenn ich das alles akzeptiert habe, dann kann ICH selbst damit anfangen, MICH zu verändern oder etwas anders und besser zu machen. Diese Erkenntnis hat mich verändert und mir Gelassenheit und Seelenfrieden geschenkt. Auf dieser Basis konnte ich die Welt und das Leben neu begreifen und danach handeln. Es war ein wunderbarer Läuterungsprozess.

Ganz eng damit zusammen, hing das Gefühl, immer an der falschen Stelle zu sein, immer von einem anderen Ort zu träumen. Und wenn ich dann an dem erträumten Ort war, dann fühlte ich mich schon nach kurzer Zeit genauso wenig Zuhause wie davor und wollte wieder weg. Diese innere Unruhe machte mich fast wahnsinnig, weil ich das Gefühl hatte, dass das Leben dadurch an mir vorbei rauschte und ich nur noch in Träumen lebte.

Als ich eines Tages in einem Interview mit Jens Corssen den Satz hörte: „Dort, wo ich bin, will ich sein.", horchte ich auf. Mir wurde schlagartig bewusst, dass dieser Satz die Ergänzung meiner Grundhaltung ist. Denn es gibt nur den einen Moment und den einen Ort in der Wahrnehmung eines Menschen. Nicht gestern oder morgen zählen in meinem Leben, nicht irgendein Ort, sondern nur das Hier und Jetzt.

Wenn Sie das verstanden und akzeptiert haben, dann werden Sie das Hier und Jetzt völlig anders bewerten und schätzen lernen. Sie werden vieles mit großer Achtsamkeit aufnehmen und ihm die Chance geben, Sie zu ergreifen. Es wird Ihr Leben verändern, es reicher und schöner machen und Ihnen die Kraft geben, im Hier und Jetzt wirksam zu werden.

„Alles kommt zu dem, der warten kann!" (Chilenisches Sprichwort)

Geduld, Gelassenheit und die Wertschätzung im Kleinen wie im Großen sind selten Eigenschaften junger Menschen. Sie müssen erst wachsen und reifen, um sich als tragende Säulen im Verhalten und im Charakter junger Menschen zu festigen. Meine Mutter lehrte mich auf ihre einfühlsame Art, Wünsche hinauszuschieben, sich Zeit zu nehmen und Mühe zu geben, um etwas Großartiges zu erreichen. Sie sagte mir in solchen Situationen immer: „Alles kommt zu dem, der warten kann", und gab mir einen Nasenstüber.

Doch heute sind diese Eigenschaften noch stärker in den Hintergrund getreten. Wir haben uns an die Superlativen der Werbebranche gewöhnt. Wir akzeptieren nur das Beste, das Schnellste, das Größte und wollen es haben. Aber sofort. Nur das neuste Handy ist gut genug. Und Geld spielt selten eine Rolle, man kauft auf Raten. In manchen Schränken liegt ein Dutzend funktionsfähiger Mobiltelefone. Und die Wirtschaft unterstützt diese Entwicklung mit allen Mitteln. Jährlich kommen von jedem Hersteller mehrere Handys, die sich in ihren Leistungen überbieten. Wer dabei nicht mitkommt oder nicht mitmachen will, wird vom Markt gefegt – gnadenlos. Unsere Zeit hetzt von einem Event zum anderen, von einer Superlative zur anderen.

Auch ich brauchte vor über fünfzig Jahre lange, um zu begreifen, dass Wünsche nicht über Nacht erfüllt werden können, auch wenn sie recht klein waren. Mir wurde diese Einsicht dadurch erleichtert, dass wir die finanziellen Möglichkeiten nicht hatten. Ratenkredite waren teuer, wenn man sie überhaupt bekam. Meine Ungeduld konnte ich aber erst besiegen, als ich akzeptierte, dass der Rhythmus des Lebens nicht von mir bestimmt wurde, dass ich nur die Offenheit für Veränderungen akzeptieren musste. Erst als die kontemplative Gelassenheit gesiegt hatte, wurden Wünsche oder Erwartungen erfüllt. Das Schicksal lässt sich niemals zwingen. Auch Menschen oder Systeme reagieren abwehrend, wenn sie den Zwang von Erwartungen spüren. Außerdem erzeugen sie einen immensen seelischen und psychologischen Druck, sie bündeln Kräfte in Ihnen und absorbieren Energie. Sie halten Sie auf ihre Art und Weise gefangen und lähmen somit Ihre innere Freiheit und Ihr Lebensgefühl. Letztlich verursachen sie einen gewaltigen Stress, der Ihre Gesundheit angreift und ruinieren kann. Lernen Sie, gelassen zu warten, und genießen Sie die Freude der Erwartung. Sie werden die Veränderungen, die auf Sie zukommen, mit einer weitaus größeren Wertschätzung behandeln und dabei Ehrfurcht, Demut und Liebe lernen.

„Die Schule des Lebens ist das Leben."

Bildung ist sowohl für den Einzelnen als auch für die Gesellschaft von großer Bedeutung. Wir verbinden mit Bildung beruflichen Erfolg und persönliches Lebensglück. Die Wirtschaft verknüpft technologischen Fortschritt und Wohlstand mit dem jeweiligen Bildungssystem und fordert die Politik immer wieder auf, in Schulen und Hochschulen zu investieren. Bildung ist ein wertvolles Gut und von einem möglichst hohen Bildungsabschluss erwarten wir für unsere Zukunft viel. Teilweise zu Recht, weil wir in unseren Schulen die Basics für *unsere Zukunft erhalten. Wir werden auf inhaltliche und formale Strukturen unserer Gesellschaft und unserer Arbeitswelt vorbereitet. Das ist nicht wenig, aber auch längst nicht genug oder alles. Denn unser Bildungssystem ist weder in der Lage, uns bei der Bewältigung des eigenen Lebens zu helfen, noch den Völkern und Staaten bei den großen gesellschaftlichen Krisen und Konflikten. Wir alle sind darauf angewiesen, uns diese Bildung „selbst zu beschaffen und zu entwickeln". Damit meine ich solche Eigenschaften und Fähigkeiten wie Herzens- und Charakterbildung, Lebensweisheit und Klugheit, den Umgang miteinander, das Leben in einer Partnerschaft, die Wahrnehmung von Glück, der Wille und die Fähigkeit, sich zu verständigen, Selbstverantwortung und Verantwortung in der Gesellschaft und Kreativität und Selbstbeherrschung. Diese Aufzählung ließe sich fortsetzen und je nach politischer oder religiöser Überzeugung differenzieren und spezifizieren.*

Darüber finden wir heute eine unüberschaubare Menge an Literatur und wissenschaftlichen Abhandlungen. Wir wissen scheinbar alles, auch wenn wir uns – als Gesellschaft und Einzelne - nicht auf dieses Kernwissen einigen können und viel weniger bereit sind, es auch im Alltag anzuwenden und es zu unserer Lebensgrundlage zu machen. Es ist wie mit der Bergpredigt. Kaum jemand wird sie für falsch halten, aber auch kaum jemand wird sie leben. Vermutlich sind wir überfordert, im Alltag nach vorgegebenen idealtypischen Normen zu leben. Sie können uns bestenfalls als Leitziel, als moralische Grundlage oder als kategorischer Imperativ Richtung und Wege aufzeigen.

Das tägliche Leben lehrt uns mit größter Weisheit und Klugheit, welche Wege wir gehen müssen und wo unsere Handlungsalternativen liegen. Das Leben ist die beste Schule, vierundzwanzig Stunden und ohne Ferien. Die unterschiedlichen Situationen sind unsere Coaches, die uns lehren können, die richtigen Entscheidungen zu treffen und sie umzusetzen. Was Sie tun müssen, ist genau hinzuschauen und –zuhören und daraus die richtigen Schlüsse zu ziehen. Sie können dabei all das lernen, was Sie zur glücklichen Bewältigung Ihres Lebens brauchen.

„Und was hat das mit meiner Gesundheit zu tun?", werden Sie vielleicht fragen.

Das Leben ist der härteste und ehrlichste Lehrmeister. Es macht Ihnen nichts vor und bewertet Sie nicht, es zeigt Ihnen mal früher, mal später die Folgen Ihres Handelns auf. Es hilft oder schadet Ihnen, es macht Sie traurig oder glücklich, gesund oder krank. Sie können das Leben nicht betrügen, auch wenn Sie im Leben (andere) betrügen. Sie können sich oder anderen etwas vormachen, nicht dem Leben. Denn hier fällt alles wieder auf Sie zurück – nicht immer sofort, aber mit hoher Gewissheit. Wenn Sie weise und klug handeln, dann respektieren Sie diese Tatsache und lernen so aus dem Leben. Dieses Lernen beginnt mit der Geburt und endet erst mit dem letzten Atemzug.

6.5 Das Wunder der Ehrfurcht

Die Säulen einer gesunden Lebensführung finden sich in auch in einer Form der Meditation, die ich Ihnen besonders ans Herz legen möchte. Über die fernöstliche Mystik und der Meditation ist das Achtsamkeitsprinzip zu uns in die westliche Welt gekommen.

Ich möchte Ihnen zeigen, dass Sie auf diese Art und Weise mehr Verantwortung für sich, Ihren Körper, Ihre Gesundheit und Ihr Wohlbefinden übernehmen, als viele Ärzte das für Sie können.

Neben der Achtsamkeit Ihrem Körper und Ihrer Seele gegenüber sollten Sie auch achtsam Ihrer Umwelt gegenüber sein. Im Ruhestand haben Sie eher die Möglichkeit, nach diesem Prinzip zu leben und zu handeln. Es ist ein Gesundheitstipp von großer Wichtigkeit, den ich Ihnen am Ende dieses Kapitels geben kann. Ich versuche bei all dem, was ich Ihnen gesagt habe, nach diesem Prinzip zu leben. Es tut mir sehr gut.

Wann haben Sie zuletzt etwas intensiv und bewusst berührt, erlebt und entdeckt?

Zum Beispiel ein Sonnenaufgang im Sommer: Wenn die ersten Strahlen golden die Erde berühren und die dunkle Nacht langsam in ein unbeschreibliches Licht verwandeln. Die Strahlen brechen den dunklen Schleier der Nacht, verbreiten eine blendende Helligkeit, bevor ein glühender Ball die Nacht in den Morgen verwandelt. Das Konzert der Singvögel vermischt sich mit den morgendlichen Grüßen der Käfer und Tiere, ein Konzert, das ansteigt und alle Sinne in Anspruch nimmt. Wenn all ihre Sinne nur noch auf diesen Moment gerichtet sind, Sie von der Schönheit des Augenblicks ergriffen sind, dann erleben Sie das Wunder der Ehrfurcht. In dem Moment wissen Sie, dass es etwas Bedeutenderes gibt als Macht, Erfolg oder Geld. Sie verneigen sich in Ehrfurcht vor der Schöpfung.

Oder schließen Sie einmal die Augen und nehmen eine Frucht in ihre Hände. Greifen Sie vorsichtig – ehrfürchtig – danach und erforschen Sie diese Frucht mit all Ihren Sinnen. Tasten Sie, riechen Sie und schauen Sie dann diese Frucht auch an. Dann nehmen Sie sie in den Mund und schmecken mit einem langsamen Druck das Äußere und danach den Kern der Frucht. Jetzt werden Sie spüren, was man unter Achtsamkeit und

Konzentration auf etwas Wesentliches versteht: Alle Sinne auf eine einzige Sache konzentrieren.

Wenn wir unsere Konzentration auf das Hier und Jetzt richten, können wir erst die Dimension eines Gegenstandes oder eines Vorganges vollständig erfassen. Wir erleben intuitiv, wie reichhaltig ein Augenblick sein kann und welche Schätze das Leben uns bietet. Um all das erschließen und erleben zu können, müssen Sie keine besondere Technik beherrschen. Entscheidend ist Ihre innere Haltung. Akzeptieren Sie die Dinge und beginnen Sie mit Ihrem eigenen Körper, ihren Emotionen und Ihrem Bemühen.
Bleiben Sie aufmerksam und neugierig für jeden Moment, den Sie erleben. Beobachten Sie, was ist. Ihre Beobachtung sollte bewusst und absichtsvoll geschehen, sie sollte nicht beurteilen und bewerten und nur auf den gegenwärtigen Moment gerichtet sein. Um achtsam zu sein, muss man einen offenen Geist haben, der die Ereignisse weder festhält noch verdrängt. Wer achtsam durchs Leben geht, kann ohne Vorbehalte auf Situationen eingehen.

7.   Alles hat ein Ende

Sie genießen das Leben und stellen immer wieder fest, wie wunderbar der dritte Lebensabschnitt ist. Ohne belastende Verpflichtungen und ohne bedrückende Verantwortung können Sie den schönen Geschehnissen des Lebens nachgehen. Sie haben Freunde, wunderbare Aufgaben und viele selbstbestimmte, unvergleichliche Beschäftigungen. Sie können in den Tag hineinleben, ihn gestalten oder ihn neu entdecken. Sie haben nur noch Verantwortung für sich. Aber Sie haben so viele Möglichkeiten, Ihre Erfahrungen, Ihre Fähigkeiten und Ihr Wissen weiterzugeben und dabei die Fülle des Lebens zu genießen. Sie zeigen allen, wie gut es Ihnen geht und sind damit ein großartiges Vorbild für jüngere Menschen, die vielleicht noch immer zaghaft in ihre Zukunft blicken. Ihre Enkelkinder schauen voller Bewunderung zu Ihnen auf. Sie geben diese Blicke mit viel Liebe, Geduld und Verständnis zurück. Alles ist wunderbar.

Damit diese glückliche Zeit ganz lange anhält, sollten Sie klug und bewusst leben.

Die durchschnittliche Lebenserwartung hat sich in Deutschland in kurzer Zeit erheblich erhöht. Wir können statistisch gesehen auf einen langen Lebensabend hoffen. Doch das ist nur die halbe Wahrheit. Leben ist nur dann erfüllt und glücklich, wenn wir möglichst aktiv, selbstbestimmt und vor allem auch gesund in der Mitte der Gesellschaft am Geschehen teilnehmen. Gesundheit ist der Schlüssel dafür, sie wird im Alter zum wichtigsten und wertvollsten Gut. Sie zu erhalten, zu pflegen und wiederherzustellen, muss deshalb im Mittelpunkt unserer Lebensphilosophie stehen.

Das ist gar nicht so schwierig und hindert uns nicht daran, aktiv, zufrieden und glücklich zu leben.

7.1 Leben Sie gesund

Wie banal mag dieser Rat für Sie klingen? Kein Mensch würde Ihnen etwas anderes raten, geschweige denn das Gegenteil. Doch wenn Sie Ihr eigenes Verhalten ergründen, wenn Sie ehrlich über Ihren Lebenswandel nachdenken, werden Sie die Bedeutung dieser Aussage verstehen. Es gibt selten eine so große Diskrepanz zwischen Einsicht und tatsächlichem Verhalten.

Ich habe mich – vielleicht wie Sie – in jungen Jahren über alle Ernährungs- und Gesundheitsregeln hinweggesetzt. Nein, ich habe sie überhaupt nicht gekannt. Ich habe dreißig Jahre mit Genuss geraucht, manchmal sogar zwei Packungen besonders zusammen mit Alkohol auf Feiern und Partys. Ich habe gerne gut und reichlich gegessen und dazu manchmal zu viel getrunken. Süßes und fettes Essen schmeckte ganz besonders, das war ich von Kindheit an gewohnt. Natürlich passierte mit meinem Körper genau das, was alle Mediziner voraussagten. Und anfangs ließ ich mir gerne Pillen verschreiben, wenn sie mir nur das Gefühl gaben, sie helfen und ich müsste an meinem Lebenswandel nichts ändern. Doch dieser naive Glaube an die Kunst der Ärzte und der Wundermittel der Pharmaindustrie bröckelte immer mehr, als erhofften Erfolge ausblieben. Auch die Einsicht, dass ich all diese Fragen und Probleme nicht einfach meinen Ärzten delegieren durfte, beschäftigte mich immer wieder und immer stärker, genauso wie die furchtbaren Schicksalsschläge von gleichaltrigen Kolleginnen und Kollegen, die von heute auf morgen verstarben. Ich habe die Verantwortung für meine Gesundheit im Laufe der Jahre immer mehr in meine eigenen Hände gelegt und mir Ärzte gesucht, die mich darin bestärkten. Dadurch bekam ich viel Unterstützung, viele Informationen und Hilfen. Es ging aufwärts, was mich weiter motivierte.

Was ist aber nun mein Plan von einem gesunden Leben?

Vor meinem 50. Lebensjahr habe ich mir einen gründlichen Blick auf meine „Altlasten" gemacht.

Diese Altlasten lassen sich grob in die folgenden Kategorien einteilen:

a) **Die genetisch bedingen Risiken**

Die meisten von uns tragen ein genetisches Risiko in sich, das sich im Laufe der Zeit zu einem ernsthaften Krankheitsrisiko entwickeln kann. Oft kennen sie es nicht, bzw. nehmen diese Entwicklung erst spät wahr, manchmal sogar zu spät. Durch eine rechtzeitige Behandlung oder eine entsprechende Lebensweise kann man dieses Risiko erheblich reduzieren.

Meine Eltern haben mir drei Krankheitsdispositionen vererbt: Bluthochdruck, Diabetes und Prostatakrebs. Mein Bluthochdruck habe ich seit dreißig Jahren im Griff, Diabetes versuche ich durch eine entsprechende Lebensweise am Ausbruch zu verhindern, mein Prostatakrebs wurde wie bei meinem Vater rechtzeitig erkannt und behandelt. Bei meinen Eltern wurde der Bluthochdruck erst spät erkannt – viel zu spät, der Diabetes meiner Mutter ebenfalls. Beide starben sehr früh und viel zu jung. Sprechen Sie daher unbedingt mit Ihrem Arzt über genetische Dispositionen und lassen Sie sich rechtzeitig behandeln, denn ein Großteil Ihrer Erkrankungen haben Sie von Ihren Eltern geerbt. Sie sind heute weitaus besser zu behandeln oder zu heilen.

b) Die Sünden der Jugend

In der Mitte des Lebens hat sich bei den meisten eine Reihe von körperlichen Symptomen entwickelt, die in Zukunft beachtet oder behandelt werden müssen. Viele dieser Symptome sind auf falsche Ernährung, fehlende Bewegung, Stress oder zu hohe Belastung, Nikotin, Alkohol oder sonstigen Raubbau zurückzuführen. Manchmal sind es aber auch Abnutzungserscheinungen, die sich im Laufe der Jahre entwickelt haben. Sie sollten nicht erst einen Arzt aufsuchen, wenn bestimmte Körperfunktionen spürbar geschädigt sind oder Sie unerträgliche Schmerzen haben. Ab einem gewissen Alter gehört der jährliche Check-up zur Selbstverständlichkeit. Dazu zähle ich auch alle Vorsorgeuntersuchungen und Impfungen. Was in diesen Jahren versäumt wird, das hinterlässt Spuren, manchmal sogar tiefe Wunden, auch wenn diese nicht immer zu sehen oder zu spüren sind.

c) Bekannte Erkrankungen

Nur wenige Menschen hatten zu diesem Zeitpunkt noch keine ernsthaften Erkrankungen, Unfälle oder Operationen. Jede Vorerkrankung sollte als eine wichtige und oft einschneidende Veränderung des eigenen Lebens und Körpers dauerhaft beachtet und ernst genommen werden. Es darf nicht so weit kommen, dass solche Erkrankungen chronisch werden und eine unumkehrbare Behinderung verursachen. Umso schöner ist es, wenn tatsächlich alles vorbei und gut ist.

d) Chronische Erkrankungen

Als ich in der Diabetiker – Selbsthilfegruppe mein Buch vorstellte, wurde es mit viel Zustimmung zur Kenntnis genommen. Danach erhielt ich aber auch viele kritische Stimmen und Nachfragen. „Unser Leben wird durch unsere Krankheit erheblich eingeschränkt und geprägt. Was sollen wir denn tun?"

Niemand von uns hat die Garantie, dass (s)ein Leben glatt und ohne körperliche oder gesundheitliche Einschränkungen verläuft. Zu jeder Zeit kann jedem etwas passieren, sei es nur, dass man zur falschen Zeit am falschen Ort war. Die meisten chronischen Erkrankungen werden als bitteres Schicksal beklagt, viele hadern mit ihrem Zustand oder suchen Schuldige. Ich kann Ihnen davon nur abraten, weil Sie damit Ihre Situation negativ verstärken und sich von positiven Entwicklungen abschneiden. Was allerdings hilft, ist seine Situation anzunehmen, sich optimale Hilfe und Unterstützung zu holen und mit Gleichgesinnten die Last zu teilen.

Der Mensch leidet am meisten darunter, dass er sich immer wieder mit anderen vergleicht, denen es scheinbar besser geht, die ein perfektes Leben führen und vollkommen gesund sind. Unabhängig davon, dass solche Vergleiche immer hinken und niemals ein realistisches Bild abgeben, machen sie auch unglücklich und manchmal sogar depressiv. Nehmen Sie Ihr Schicksal an, denn darin finden Sie mit Sicherheit auch positive Momente des Glücks oder Möglichkeiten, Ihr Herz und Ihre Seele mit erfüllten Gefühlen zu spüren. Orientieren Sie sich lieber an Menschen mit einem ähnlichen Schicksal oder einem ähnlichen Hintergrund. Mit Ihnen können Sie Zukunft entwickeln, Hoffnungen aufspüren und Ihr Leben optimal genießen. Vielleicht ist das für Menschen mit schweren chronischen Erkrankungen kein wirklicher Trost. Ich habe leider keinen Besseren. Aber ich weiß, dass diese Haltung schon so vielen

Menschen geholfen hat, mit ihrem Schicksal fertig zu werden.

Meine Altlasten sind und bleiben auch meine Schwachpunkte. Ich beachte sie und verhalte mich dementsprechend. Ich gestalte mein Alltagsleben so, dass möglichst wenig oder keine zusätzlichen Belastungen mehr entstehen. Und ich lasse meine Altlasten notfalls durch Medikamente und eine ärztliche Betreuung behandeln.

Zwischen vierzig und fünfzig verändert sich der Stoffwechsel Ihres Körpers, Sie werden von diesem Zeitpunkt an etwas tun müssen, um Ihr Gewicht und Ihre Figur auf Normalmaß zu halten. Fünfundzwanzig Jahre lang wog ich 65 Kilo, das war Idealgewicht bei einer Größe von 168. Dann nahm ich zu und schaffte bis zum fünfzigsten Lebensjahr 85 Kilo, ohne dass sich meine Essgewohnheiten oder Lebensbedingungen grundlegend verändert hätten. Ich beschäftigte mich mit diesem Phänomen und stellte fest, dass ich mein Gewicht nur mit einer vernünftigen Essensstrategie und Sport halten bzw. reduzieren kann. Das tat ich dann, allerdings ohne Diät. Ich esse wenig Fett, salze sparsam und vermeide Süßes; dafür mehr Gemüse, Salat, Obst, Fisch, weißes Fleisch und Vollkorn. Nicht sklavisch, sondern bewusst und achtsam. Wenn ich in der Woche mehrmals auswärts essen muss, was immer zu einer Gewichtszunahme führt, nehme ich an zwei Tagen nur 500 Kalorien zu mir. Auf Anraten meines Arztes achte ich besonders auf mein Bauchfett, weil es bei der Entwicklung von Diabetes eine perfide Rolle spielt. Darüber hinaus hat sich mein Sportprogramm ständig verändert, verbessert und erweitert. Nur beides zusammen gibt mir die Möglichkeit, mein Gewicht zwischen 72 und 75 zu halten.

Gesundheit ist ein hohes Gut, ist die Voraussetzung für ein unbeschwertes, aktives und glückliches Leben. Doch für unsere Gesundheit müssen zuerst wir Verantwortung übernehmen. Und das heißt gesund leben, sportlich und aktiv bleiben und alle medizinischen Möglichkeiten nutzen, die unser Gesundheitssystem zur Verfügung stellen.

Doch was sind das für Möglichkeiten, werden Sie jetzt fragen. Es gibt eine Vielzahl, über die Sie unbedingt mit Ihrem Arzt reden sollten. Zwei möchte ich besonders hervorheben, weil sie leider noch immer zu selten wahrgenommen werden und weil ihre Wirksamkeit unbestritten ist – Impfungen und Vorsorgeuntersuchungen.

Impfungen in meinem Alter werden Sie jetzt denken, und ein wenig irritiert dreinschauen. Ja, in Ihrem Alter. Überlegen Sie einmal, wann Sie die letzten Impfungen hatten und ob Sie diese Impfungen jemals wiederaufgefrischt haben. Die meisten von uns haben keinen Impfschutz mehr, obgleich sie gegen viele schwerwiegende Erkrankungen geimpft werden könnten. Darüber hinaus gibt es eine Reihe von Impfungen, die für Menschen über sechzig wichtig sind. Diese Impfungen sind die einfachste, preiswerteste und effektivste Möglichkeit sich vor Erkrankungen zu schützen. Nutzen Sie sie.

Mit der Vorsorgeuntersuchung verhält es sich ähnlich. Sie ist einfach, schmerzfrei und äußerst effektiv. Eine Vielzahl von Krebserkrankungen können damit rechtzeitig entdeckt und behandelt werden. Magen-, Darm-, Brust-, Prostata- und sogar Lungenkrebserkrankungen sind alleine in meinem erweiterten Bekanntenkreis durch Vorsorgeuntersuchungen erkannt und „geheilt" worden. Sie alle hätten zum Tode führen können, wenn sie nicht rechtzeitig erkannt worden wären. In unserem Gesundheitssystem sind diese Vorsorgeuntersuchungen möglich, weil es genügend gut ausgestattete Facharztpraxen dafür gibt und weil sie kostenlos sind. In vielen anderen Ländern der Welt ist das nicht der Fall, die Menschen haben keine Chance, diesen Erkrankungen zu entkommen. Man beneidet uns dafür. Es gibt Menschen, die nur aufgrund dieses medizinischen Standards nach Deutschland kommen. Nutzen Sie diese Möglichkeiten, es hilft Ihnen, gesund und lange zu leben.

Es gibt noch viele gute Ratschläge zum Thema „gesundes Leben", ebenso eine Vielzahl von Büchern. Jede Zeitschrift beschäftigt sich heute gerne mit dem Thema, weil unser Gesundheitsbewusstsein deutlich zugenommen hat und die Menschen sich für ihr eigenes Wohlergehen und ihre Gesundheit mehr kümmern als je zuvor. Das ist gut so und ein Schlüssel für ein glückliches Leben im Alter. Ohne Gesundheit ist alles nichts.

Gesundheit ist zwar ein Schlüsselthema, aber nicht das Hauptthema dieses Buches. Ich empfehle Ihnen, sich damit auseinanderzusetzen, es hilft Ihnen, Ihren eigenen Weg zu finden. Denn gute Ratschläge alleine helfen hier nicht weiter. Sie müssen es wollen, und Sie müssen danach handeln. Aber seien Sie geduldig und geben Sie sich die Zeit, um einen jahrzehntelangen Trampelpfad zu verlassen und neue Wege zu gehen.

7.2 Achten Sie auf Körper und Psyche

Die meisten von uns scheinen in einem „fremden Körper" zu leben. Sie nutzen ihn wie eine Maschine, motzen ihn auf und sorgen für ein schickes Äußeres. Sie tun häufig alles, um das Letzte aus ihm heraus zu kitzeln, häufig sogar mit illegalen Mitteln. Läuft er nicht rund, dann gehen Sie zum Spezialisten in die Werkstatt und lassen an ihm „rumschrauben" oder „tauschen Teile" aus. Größere Reparaturen oder Austauschaktionen werden stationär vorgenommen, manchmal wird dabei der gesamte Motor erneuert, weil er schlappgemacht hat. Beim Sprit achtet man darauf, dass alles möglichst billig und schnell geht. So darf ein Liter Öl für das Auto schon einmal dreißig Euro kosten. Ein Liter Öl für Küche und Körper doch bitteschön nicht mehr als drei Euro. „Geiz ist geil." Wir wundern uns dann, wenn diese lieblos gepflegte Maschine namens Körper nicht mehr mitmachen will.

Was habe ich in jungen Jahren für einen Raubbau an meinem Körper betrieben. Er musste wie eine Maschine funktionieren, wurde aber schlechter behandelt als mein Auto. Jede Ermüdungserscheinung wurde mit irgendeiner „Droge" überspielt: Kaffee am Morgen, Alkohol am Abend und dazwischen immer wieder Zigaretten. Morgens musste ich zwar regelmäßig eine halbe Stunde abhusten, hatte immer wieder Kopfschmerzen, aber dagegen gab es ja diverse Mittelchen. Bis dann mein Körper mir eindeutige Signale sendete, mein Arzt sie dann noch einmal drastisch als die letzten Warnsignale bestätigte. Ich bekam keine Luft mehr, konnte keine Treppen laufen und brauchte am Morgen immer länger, um wieder auf Normalmaß zu kommen. 1995 hörte ich mit dem Rauchen auf. Und so habe ich sukzessive meine Lebensweise geändert. Die Ergebnisse habe ich beschrieben. Ich bin stolz, sehr zufrieden und glücklich.

Körper und Seele senden viele und vielfältige Signale, wir haben aber häufig verlernt, sie wahrzunehmen und sie zu verstehen. Wir nehmen sie häufig als Dysfunktion, als Schwäche oder als Störung wahr und versuchen, diese Symptome zu ignorieren oder durch Medikamente oder Drogen zu unterdrücken. Das geht eine gewisse Zeit gut. Aber der Körper und noch mehr die

Seele rächen sich oft für diese Missachtung ihrer Hilfeschreie. Der Körper legt einfach verschiedene Funktionen lahm, die Seele sucht sich ein Ventil, durch das sie uns zwanghafte oder neurotische Verhaltensweisen aufzwingt, die wir dann nur schwer oder gar nicht mehr loswerden. Manchmal spielen Körper und Seele gemeinsam ein gemeines Spiel mit uns, um uns zu zeigen, dass sie letztendlich bestimmen, wie unser Leben aussieht.

Sie brauchen keinen Arzt und keinen Therapeuten, um Ihren Körper und Ihre Seele zu verstehen. Bleiben Sie achtsam und schalten Sie einen Gang herunter. Lernen Sie, die Signale Ihres Körpers zu verstehen, und gehen Sie vernünftig damit um.

7.3 Nehmen Sie Krankheiten ernst

„Sie tun ja gerade so, als könne man sich mit gesunder Ernährung und Bewegung vor allen Krankheiten schützen. Ich kenne so viele Menschen in meinem Alter, die durch schwere Krankheiten daran gehindert werden, ihr Leben so zu bestimmen, wie Sie das hier beschrieben haben.", so der Vorwurf einer resoluten Siebzigjährigen bei einem Vortrag über gesundes und aktives Leben im Alter.

Wir alle können Krankheiten nicht verhindern. Wir können nur das uns Mögliche tun, um uns davor zu schützen. Aber diese Möglichkeiten gibt es. Sie können uns ganz erheblich helfen, gesund und aktiv zu bleiben. Und je früher wir damit anfangen, desto erfolgreicher können wir uns dagegen schützen.

Ich könnte Ihnen jetzt eine Vielzahl von Beispielen zeigen, wie fahrlässig Menschen mit ihrem Körper und Ihrer Gesundheit umgegangen sind. Auf der einen Seite gibt es Menschen, die schon beim kleinsten Unwohlsein das Bett hüten, einen Arzt aufsuchen oder sich bei ihrem Arbeitgeber krankmelden. Auch die Aufnahmestationen in den Krankenhäusern können davon berichten. Auf der anderen Seite kenne ich viele Menschen, die sich mit ernsthaften Erkrankungen zur Arbeit schleppen oder ihre Krankheitssymptome vernachlässigen. Ich hoffe, Sie gehören zu keiner der beiden Gruppen. Haben unsere Eltern häufig mangels Möglichkeiten auf Arztbesuche verzichtet oder verzichten müssen, so sollten wir heute nicht fahrlässig auf die medizinischen Behandlungsmöglichkeiten verzichten. Männer, so sagt man, scheuten häufig aus einer falsch verstandenen Männlichkeit den Besuch eines Arztes. Liegt vielleicht hier auch ein Grund für die unterschiedliche Lebenserwartung zwischen den beiden Geschlechtern? Die traurigste Festellung für Arzt und Patient ist auf jeden Fall die Diagnose, dass es zu spät für eine Heilung sei. Das kommt heute leider noch immer viel zu häufig vor, wie mir ein Arzt bei einem Gespräch anvertraute.

Also nehmen Sie Ihren Körper ernst, aber lassen Sie sich nicht zu, dass eine Krankheit vollständig über Ihr Leben bestimmt. Kämpfen Sie mit allen Mitteln und Möglichkeiten, so lange und so intensiv IHR Leben nach Ihren eigenen Vorstellungen zu führen. Kurz vor seinem Tode sagte mein Freund zu mir: „Die letzten vier Jahre waren die Intensivsten. Auch wenn sie schmerzhaft waren und ich immer das Ende vor mir sah, habe ich doch so bewusst wie nie zuvor gelebt. Und ich habe jede Minute wahrgenommen. Das lernt man erst, wenn man weiß, dass man sterben wird." Noch im Hospiz fünf Tage vor seinem Tod hat er sein Zimmer persönlich nach seinen Wünschen eingerichtet. Er hat nie aufgegeben, sein Leben nach seinen Vorstellungen zu leben. Ich habe unendlich großen Respekt vor ihm.

7.4 Nutzen Sie alle medizinischen Hilfsmittel

Je älter wir werden, desto stärker belasten wir Knochen, Muskeln und Sehnen. Wir spüren diese Belastung oft als Schmerz, haben Schwierigkeiten uns zu bewegen oder uns mehr als nötig zu belasten. Vor allem morgens braucht der Körper Zeit, um wieder dem normalen Tagesrhythmus gewachsen zu sein. Je schwerer wir sind, desto größer wirkt diese Belastung auf unseren gesamten Körper. Viele versuchen jetzt, diese Belastungs-situationen zu vermeiden. Sie bewegen sich weniger, sie sitzen und liegen häufiger. Mit der Zeit bemerken sie, dass die ganz normalen Bewegungen nicht mehr schmerzfrei möglich sind. Meistens versuchen sie dann mit Schmerzmitteln und anderen Medikamenten, diese Schmerzen zu betäuben. Dann sind Sie in der Mobilitätsfalle und werden ohne Hilfe vermutlich nicht mehr herauskommen. Vermeiden Sie von Anfang an, in diese Falle zu tappen. Das ist möglich, wenn Sie rechtzeitig Hilfe und Unterstützung suchen und lernen damit umzugehen.

Schon als junger Mann bekam ich mein erstes medizinisches Hilfsmittel von meinem Augenarzt verschrieben: Ich brauchte für meine Führerscheinprüfung eine Brille. Das war für mich mit einundzwanzig Jahren nicht normal. Ich fragte mich, was mit meinen Augen los sei. Doch ich musste akzeptieren, dass ich ohne Brille keinen Führerschein machen konnte. Deshalb suchte ich mir eine schicke Brille aus und wurde von einigen sogar dafür bewundert. Offensichtlich ist die Brille das einzige Hilfsmittel, das allgemein akzeptiert ist und auch gerne getragen wird.

Viel schwieriger ist es mit anderen Hilfsmitteln, z.B. einem Hörgerät. Viele ältere Menschen hören schlecht, manche bekommen das auch vom Ohrenarzt oder Akustiker bestätigt. Das ist ganz normal, denn im Alter nimmt die auch diese

Fähigkeit ab. Einige lassen sich sogar rechtzeitig ein Hörgerät anpassen. Aber nur wenige tragen es konsequent. Sie wollen sich nicht daran gewöhnen und tun es dann auch nicht. Und je länger sie darauf verzichten, desto schwieriger wird es, sich daran zu gewöhnen und es optimal zu nutzen. Das ist bedauerlich, weil sich viele Senioren dadurch in eine innere Emigration begeben, Kontakte abbrechen und bald nichts mehr vom Leben haben. Tun Sie es nicht, lassen Sie sich rechtzeitig ein Hörgerät anpassen und tragen Sie es so konsequent wie Ihre Brille. Und bedenken Sie dabei eins: Ihr Hirn hört. Es braucht eine gewisse Zeit, um sich vom natürlichen Hören auf das künstliche Hören umzustellen. Nehmen und geben Sie sich die Zeit.

Meistens geht es dann weiter mit Gehhilfen wie Stock und Rollator. Auch hier gibt es vielfältige emotionale Schranken. Aber der Nutzen für Ihre Mobilität und gesellschaftliche Teilhabe ist enorm. Es gibt keinen Grund, sich zurückzuhalten oder sich für solche Hilfsmittel zu schämen. Man muss sich aber sehr wohl daran gewöhnen und eine gewisse Fertigkeit erlangen, aber das ist wie in jungen Jahren auch: Übung macht den Meister.

Ein heikles Thema ist die Inkontinenz im Alter. Die Mehrheit der Menschen im dritten Lebensalter spüren, dass ihre Blase nicht mehr im gleichen Maße funktioniert wie in jüngeren Jahren. Auch das ist normal, weil der Schließmuskel erschlafft und es dann nicht mehr schafft, den Urin zurückzuhalten. Im Laufe des Tages oder bei bestimmten Belastungssituationen tröpfelt es. Ohne Einlagen verströmen Sie einen unangenehmen Duft. Mit den entsprechenden Einlagen wird niemand etwas bemerken. Die Einlagen bekommen Sie für ein bis zwei Cent pro Tag. Eine lächerlich geringe Summe mit einer großartigen Wirkung.

Auf ein besonders problematisches Hilfsmittel möchte ich unbedingt verweisen. Es spielt in Diskussionen mit Menschen in meinem Alter oft eine sehr emotionale Rolle. Das eigene Auto und der Führerschein im Alter.

Sie kennen vermutlich die Schlagzeilen auch: „Führerschein bis 75" – „Gesundheitsprüfung ab 70" – „Rentner fährt in wartende Menge" – „Trotz Demenz Auto gefahren" und so weiter.

Für viele Menschen in der dritten Lebensphase ist das Auto das wichtigste Hilfsmittel, um aktiv und selbstbestimmt ohne fremde Hilfe am gesellschaftlichen Leben teilzunehmen. Und genau deshalb kann und darf es keine gesetzliche Einschränkung des Autofahrens im Alter geben. Das ist für mich die eine Seite – die wichtigste Seite der gesamten Diskussion.

Aber: Freiheit und Selbstbestimmung heißt auch immer Verantwortung übernehmen. Verantwortung für die Mitmenschen, die Fußgänger, die Verkehrsteilnehmer, das kleine Kind, das die Straße überquert, der Radfahrer, der an der Kreuzung steht und nach rechts abbiegt. Wir müssen selbst unser Unfallrisiko einschätzen und daraus die Konsequenzen ziehen. Und wenn wir das nicht mehr können, dann müssen wir uns dafür Hilfe holen. Es gibt in Ihrem persönlichen Umfeld eine Vielzahl von Menschen, die Ihre „Fahrtüchtigkeit" einschätzen können. Das können Freund, aber auch Ihre Kinder oder Enkelkinder sein. Sie kennen Sie gut, vielleicht sogar besser als Sie sich zu einem bestimmten Zeitpunkt selbst kennen. Sie sollten auf sie hören. Sie wollen (meist) Ihr Bestes.

Aber auch der ADAC und andere Organisationen testen Ihre Tauglichkeit als Verkehrsteilnehmer. Die Mitarbeiter haben Erfahrung und einen geschulten Blick. Sie können Ihnen Ihre Stärken und Schwächen zeigen und Ratschläge geben, wie Sie sich zukünftig besser und sicherer im Verkehr verhalten können. Es kommt nur in seltenen Fällen vor, dass sie empfehlen, den Führerschein abzugeben, weil „man" zu einer Gefährdung des Straßenverkehrs geworden ist. Dann allerdings sollte man diesem Rat folgen. Eine solche Überprüfung ist Ihre persönliche Entscheidung, sie hat keine rechtlichen Konsequenzen. Es obliegt Ihrer Verantwortung und Ihrem Gewissen, was Sie letztendlich daraus machen.

Wir Deutsche neigen dazu, alles regeln zu wollen, um es dann doch nicht einzuhalten. Gehen wir doch einmal den umgekehrten Weg: Wir brauchen keine Regeln vom Gesetzgeber. Wir halten uns an unsere Eigenen, die wir dann auch selbst verantworten.

7.5 Bewahren Sie Ihre Selbstständigkeit so lange wie möglich

Gemeinsam alt werden ist das Ziel vieler Senioren, die in Partnerschaft oder Ehe leben. Vielen ist es eine lange Zeit vergönnt und sie erleben gemeinsam glückliche und erfüllte Zeiten. Doch dann geht einer der Partner für immer und Sie bleiben zurück. Das ist ein schwerer Schlag und ein tiefer Schock: Trauer, Verzweiflung und die Angst vor dem Alleinsein prägen die Zeit danach.

„Warum bist du schon gegangen? Ich vermisse dich so sehr. Mein Leben ist ohne dich völlig sinnlos. Wir hatten noch so viel vor. Was mache ich bloß ohne dich? Das schaff ich doch alleine gar nicht. Ich komme ohne dich nicht zurecht. Ich habe von so vielen Dingen überhaupt keine Ahnung. Das ist alles zu viel für mich."

Die Trauer um Ihren geliebten Partner kann Ihnen niemand nehmen. Sie sollten diese Trauer auch nicht verkürzen, verdrängen oder überspielen. Wer nicht trauert, kann nicht loslassen und damit ein Leben ohne den geliebten Partner beginnen.

Daneben werden Ihnen aber auch konkrete Gedanken und Fragen durch den Kopf gehen und sich viele praktische Probleme vor Ihnen auftürmen. Klären Sie rechtzeitig mit Ihrem Partner, was Sie wissen und können müssen. Wie ist es mit den Versicherungen, wie mit der Beihilfe, wie mit der Pension oder Rente. Es gibt oft so viele Fragen, wenn Sie dieses Thema erst einmal eröffnen. Aber tun Sie es, weil Sie dann die Chance haben, Ihre Selbstständigkeit auch alleine noch eine gewisse Zeit weiter zu bewahren. Lasen Sie sich gegebenenfalls von Ihren Kindern oder von Freunden helfen, aber seien sie bemüht, Ihre Selbstständigkeit zu erhalten. Und mit Selbstständigkeit meine ich zuallererst das Leben in der gewohnten Umgebung – das Leben in Ihrem Zuhause. Dieses Zuhause kann Ihnen niemand ersetzen. Es ist und bleibt der gewohnte, oft der geliebte und manchmal der unersetzbare Ort. Sie können vieles tun, um diesen Ort auch alleine ohne allzu große Schwierigkeiten bewahren und bewältigen zu können. Und sind Sie erst mal alleine, dann werden Sie für viele kleine Details Lösungen finden.

Ihre Selbstständigkeit können Sie mit der Hilfe anderer Menschen im betreuten Wohnen oder in einem Seniorenheim bewahren. Wie sehr Sie die Möglichkeit bekommen, dort selbstbestimmt und zufrieden zu leben, hängt davon ab, wann und mit welcher Intensität Sie sich dieses neue Zuhause ausgesucht haben. Sie sollten das frühzeitig tun und danach den Kontakt mit diesen Einrichtungen aufrechterhalten. Es ist für beide Seiten angenehm, wenn rechtzeitig ein vernünftiger Kontakt aufgebaut wird. Diese Überlegung gilt auch für ein Pflegeheim, auch wenn Sie eine solche Möglichkeit vermutlich weit hinausschieben und sich damit nicht auseinandersetzen wollen. Tun Sie es dennoch und regeln Sie all diese Überlegungen schriftlich, notfalls mithilfe eines Rechtsanwaltes oder Notars.

Das Dilemma vieler älterer Menschen ist, dass sie diese Entscheidung zu lange hinausschieben. Sie fühlen sich noch fit, längst noch nicht alt (genug) und glauben, ihr Leben vollständig alleine und selbstbestimmt regeln zu können. Das mag teilweise sogar zutreffen. Aber viele Menschen verpassen den Übergang in einen Zustand der Hilfe- oder Pflegebedürftigkeit und weigern sich dann in eine solche Einrichtung zu wechseln. Am Ende verhindern Starrköpfigkeit und Demenz eine vernünftige Versorgung. Wie schade.

7.4 Akzeptieren Sie, dass Ihr Leben endet

Es gibt in unserem Leben nur eine Gewissheit, dass es enden wird, dass wir sterben, dass der Tod der Abschluss unseres irdischen Lebens sein wird.

Warum verdrängen die meisten Menschen – vor allem in jüngeren Jahren - diese einzige Gewissheit? Die meisten schieben diesen Gedanken weit weg. „Es geht mir gut, ich bin gesund. Damit beschäftige ich mich noch lange nicht", sagte ein Bekannter ein paar Wochen vor seinem Tod.

Doch auch ältere Menschen scheuen solche Gedanken. Manche werden geradezu aggressiv, wenn dieses Thema zur Sprache kommt. Fällt es ihnen so schwer, den Tod zu akzeptieren? Oder ist es nur der Prozess des Sterbens? Haben sie Angst vor einer langen schweren Krankheit oder verschließen sie grundsätzlich vor diesem letzten Weg die Augen? Belastet sie vielleicht die Frage, was danach sein wird?

Ich weiß es nicht, aber ich rate Ihnen, sich mit diesen Fragen auseinanderzusetzen und zu akzeptieren, dass das Leben enden wird. Möglicherweise ist das die beste Voraussetzung dafür, dass Sie die Zeit davor intensiver nutzen und genießen. Menschen, die akzeptieren, dass sie sterben, leben befreiter und bewusster. Als mein bester Freund nach einer langen Krebserkrankung im Sterben lag, war er von diesem Zeitpunkt an, ein anderer Mensch. Er hatte diese unumstößliche Tatsache akzeptierte. Fast heiter, gelassen und ohne Wehmut konnten wir über Dinge reden, die wir uns vorher nicht anzusprechen wagten.

Sich von Dingen trennen, loslassen können ist eine wichtige Fähigkeit im Leben. Im Alter wird diese Haltung zu einer Quelle von Klugheit und Gelassenheit. Beschäftigen Sie sich rechtzeitig mit diesen Gedanken, es erspart Ihnen Schmerzen und nimmt Ihnen viele Ängste.

Der Tod verliert seinen Schrecken, er wird als Freund und Erlöser akzeptiert. Wenn am Ende Dankbarkeit, Demut und Gelassenheit das Leben prägen, dann ist man bereit für den letzten großen Schritt in die Ewigkeit.

7.5 Regeln Sie rechtzeitig die letzte Phase Ihres Lebens

Es ist ein Zeichen von Klugheit, auf die Wechselfälle und Zufälle des Lebens vorbereitet zu sein. Schon in jungen Jahren können Unfälle, Unglücksfälle die Gesundheit beeinträchtigen oder das Leben beenden. Dies gilt umso mehr für das Alter. Krankheiten oder Todesfälle kündigen sich nicht immer an, oft kommen sie wie ein Blitz aus heiterem Himmel und haben grausame Folgen. Manchmal sind sie so gravierend, dass Sie nicht mehr selbst über Ihre Behandlung oder Ihr Leben bestimmen können. Sie müssen Ihr Schicksal in die Hände anderer legen. Ich kenne niemand, der seine persönliche Freiheit und seine

Selbstbestimmung aufgeben möchte. Ich kenne einige, die es zutiefst bereuen, dass sie nicht auch für die letzte Phase ihres Lebens vorgesorgt haben.

Ganz egal, was passiert, Sie können das vieles vorher regeln. Tun Sie es mit Ihrer Familie, Ihren Angehörigen oder Freunden. Sie müssen nur an möglichst alles denken und Ihren letzten Willen rechtzeitig schriftlich niederlegen. Das gibt Ihnen eine beruhigende Sicherheit und hilft Ihren Angehörigen ohne schlechtes Gewissen oder Gewissensbisse das richtige zu tun – nämlich das, was IHREM Willen am ehesten entspricht. Dabei sollten Sie noch folgendes bedenken. Ergal, wie gut Ihr Verhältnis zu Ihrer Familie ist, wie sehr Sie glauben, dass es zwischen Ihnen keine Missverständnisse gibt, tun Sie es trotzdem. Es hilft beiden Seiten.

Es gibt eine Reihe von Verfügungen, Vollmachten und schriftlichen Erklärungen, die im Alter oder bei einer schweren Erkrankung von großer Bedeutung sind.

A) Die Patientenverfügung

Der Tod kann schnell und barmherzig „zuschlagen". Von einer Minute auf die andere kann er uns das Leben nehmen. Das mag für die Angehörigen eine schockierende Erfahrung sein, für den Betroffenen selbst eine Gnade. Oft müssen sich Menschen über Monate, manchmal über Jahre in einem schmerzhaften Prozess quälen, bis sie Erlösung finden. Nicht wenige betteln um die Gnade, diesem Leben ein Ende machen zu dürfen. Deshalb sollte sich jeder Mensch so früh wie möglich Gedanken machen, wie er sterben und bei einer lebensbedrohlichen Erkrankung behandelt werden möchte.

Solange Sie selbst körperlich und geistig dazu in der Lage sind, können Sie die Behandlung mit Ihrem Arzt besprechen und alle Optionen klären. Aber symptomatisch für viele Erkrankungen ist, dass man ab einem gewissen Zeitpunkt – und das kann schnell gehen – nicht mehr „Herr seiner Sinne" ist, also seinen Willen nicht mehr ausdrücken kann. Wenn das der Fall ist, muss der Arzt entscheiden und seine Aufgabe ist es, Leben mit allen Mitteln zu erhalten. Dazu ist er durch seine berufliche Ethik genauso verpflichtet wie durch den Gesetzgeber. Meistens sitzen ihm auch die Angehörigen „im Nacken" und verlangen, „alles Menschenmögliche zu tun, um das Leben zu erhalten." Ein langes, manchmal schmerzhaftes Siechtum mit künstlicher Ernährung mithilfe von medizinischen Apparaturen, angeschlossen an Schläuchen und Messgeräten kann die Folge sein. Wollen Sie das?

Was auch immer Sie wollen, müssen Sie in einer Patientenverfügung rechtzeitig und eindeutig zum Ausdruck bringen. Das kann sich im Laufe des Lebens mehrmals ändern, aber Sie müssen es jedes Mal aufs Neue formulieren und unterschreiben.

Bis 2009 war die Rechtslage im Zusammenhang mit Patientenverfügungen mangels gesetzlicher Regelung in vielerlei Hinsicht unklar. Von großer Tragweite und richtungsweisend für die spätere gesetzliche Regelung war eine Grundsatzentscheidung des Bundesgerichtshofs vom 17. März 2003. Demnach waren Patientenverfügungen prinzipiell verbindlich. Die Missachtung des in einer Patientenverfügung geäußerten Willens kann als Körperverletzung strafbar sein.

Eine Patientenverfügung ist für mich schon immer ein absolutes Muss gewesen. Ich habe sie vor Jahren zum ersten Mal erstellt und seitdem mehrmals geändert. Seit dieser Zeit trage ich sowohl in meiner Brieftasche als auch in meinem Handy einen deutlichen Hinweis auf diese Patientenverfügung bei mir. Es gibt eine Vielzahl von Musterverfügungen, die Sie oft kostenlos aus dem Internet herunterladen und ausfüllen können. Sie sollten sie aber erst dann unterschreiben, wenn Sie sie mit einem Arzt Ihres Vertrauens und den Bevollmächtigten (meist Ehepartner oder Kinder) durchgesprochen haben. Der Arzt wird Ihnen erläutern, welche Konsequenzen einzelne Entscheidungen haben und welche medizinischen Möglichkeiten alternativ zur Verfügung stehen. Das Gespräch mit den Bevollmächtigten soll ihnen Ihren Willen verdeutlichen.

Zu diesem Thema sollten Sie sich im Internet fach- und sachkundig informieren.

B) Vorsorgevollmacht und Betreuungsverfügung

Wenn Sie im dritten Lebensabschnitt das Thema Patientenverfügung ansprechen, so werden Sie kaum jemand finden, der nicht selbst schon darüber nachgedacht hat. Fragen Sie aber, wer eine Patientenverfügung wirksam erstellt hat, so sind es nur wenige. Gerade hier fällt der große Unterschied zwischen einer Einsicht und emotionaler Sperre auf. Machen Sie sich jedoch bewusst, dass es nie zu früh, aber schnell zu spät sein kann.

Emotional oft schwieriger, ist die Entscheidung für eine Vorsorgevollmacht oder eine Betreuungsverfügung. Fühlen Sie sich noch fit und gesund, schieben Sie den Gedanken, einen Menschen die Vollmacht über Ihr Vermögen oder letztendlich ihr ganzes Leben zu geben, weit von sich weg. Aber von einer Minute auf die andere kann eine Situation eintreten, wo Sie diese Entscheidung nicht mehr treffen können mit fatalen Folgen für Sie und gegebenenfalls Ihre Familie.

Bei einer schweren Erkrankung brauchen Sie jemand, der Sie bei Behörden, Versicherungen, Renten- und

Sozialleistungsträgern vertreten muss. Der Leistungen beantragen oder Beschwerden einreichen muss. Er muss für Sie einen Miet- oder Heimvertrag oder Verträge mit Pflegediensten und Kliniken abschließen. Sie brauchen jemanden, der Ihre Post entgegennimmt, der Ihre Geldangelegenheiten regelt, Zahlungen vornimmt, Ihre Vermögens- und Wertgegenstände verwaltet.

„Wozu brauche ich eine Vorsorgevollmacht oder eine Patientenverfügung? Ich bin verheiratet und habe Kinder. Die werden im Notfall schon richtig entscheiden." Dass diese weitverbreitete Meinung falsch ist, erleben die Betroffenen leider oft erst dann, wenn es zu spät ist. Wenn jemand aufgrund eines schweren Unfalls oder einer Erkrankung seinen Willen nicht mehr äußern kann, muss das Amtsgericht einen Betreuer bestellen, der dann alle notwendigen Entscheidungen treffen kann.

Dies wird zwar oft ein Angehöriger sein. Allerdings kann eine solche gerichtliche Bestellung und Kontrolle als unerwünschte Fremdeinmischung empfunden werden. Diese entfällt vollständig, wenn Sie rechtzeitig eine Vorsorgevollmacht ausgefüllt haben – erforderlich sind Datum und eigene Unterschrift.

In der Patientenverfügung bestimmen Sie, welche medizinischen Handlungen durchgeführt oder unterlassen werden sollen. Sie regelt jedoch nicht, welche Personen die sich daraus ergebenen Entscheidungen treffen dürfen oder dafür sorgen können, dass der Patientenwille auch umgesetzt wird. Die Auswahl dieser Personen kann in einer Vollmacht oder einer Betreuungsverfügung vorgenommen werden.

In einer Vorsorgevollmacht bevollmächtigen Sie eine Person Ihres Vertrauens, im Falle einer Notsituation alle oder bestimmte Aufgaben für Sie zu erledigen. Mit der

Vorsorgevollmacht wird der Bevollmächtigte zu Ihrem Vertreter d. h., er entscheidet an Ihrer Stelle. Deshalb setzt eine Vorsorgevollmacht ein unbedingtes und uneingeschränktes persönliches Vertrauen zum Bevollmächtigten voraus. Sie sollte nicht leichtfertig erteilt werden.

Für den Fall, dass eine Betreuung notwendig werden sollte, kann man in einer Betreuungsverfügung eine Person vorschlagen, die zum Betreuer bestellt werden soll. Genau so kann man Personen benennen, die nicht Betreuer werden sollen. Das Betreuungsgericht hat diesem Vorschlag zu entsprechen, wenn es dem Wohl des Patienten nicht zuwiderläuft.

Neben Vorsorgevollmacht und der Betreuungsverfügung gibt es die Bankvollmacht, eine Vermögensvollmacht und eine Generalvollmacht. Sie sind nur dann sinnvoll, wenn Sie mehrere Personen mit einer speziellen Vollmacht ausstatten wollen.

Auch hier hilft Ihnen das Internet weiter.

C) Sorgerechtsverfügung

Mit einer Sorgerechtsverfügung bestimmen Sie, wer sich nach Ihrem Tode um Ihr minderjähriges Kind als Vormund kümmern soll. Eine Sorgerechtsverfügung macht vor allem dann Sinn, wenn ein allein sorgeberechtigtes Elternteil sichergehen möchte, dass sein Wille auch nach seinem Ableben berücksichtigt wird. Da es um eine Situation nach dem eigenen Tod geht, gilt als Formvorschrift die Handschriftlichkeit ähnlich wie bei einem Testament. Es gibt deshalb keine Vordrucke. Sie sollte jedoch bei einem Gericht hinterlegt werden.

Laut Bürgerlichem Gesetzbuch § 1780 und § 1781 muss der in Frage kommende Vormund volljährig und geschäftsfähig sein.

Davon abgesehen, sollten Sie einige persönliche Fragen klären, bevor Sie sich festlegen:

Bevorzugen Sie einen nahen Verwandten oder lieber andere Personen (zum Beispiel aus dem Freundeskreis)?

Welche Personen aus der Verwandtschaft kommen überhaupt in Frage?

Sind die Großeltern beispielsweise noch in der Lage das Kind zu betreuen?

Gibt es vielleicht ein gleichaltriges, befreundetes Paar, mit dem Sie wechselseitig eine Patenschaft für die Kinder übernehmen könnten?

Fühlt sich das Kind in der Anwesenheit Ihres Wunschvormundes wohl?

Vertrauen Sie dieser Person?

Ist der Wunschvormund auch bereit, Ihr Kind/ Ihre Kinder aufzunehmen?

Können Geschwisterkinder zusammenbleiben?

Wird der Vormund nach Ihrer Vorstellung erziehen?

Soll sich der Vormund nur um die persönlichen oder auch um die finanziellen Belange kümmern? Es ist möglich, zwei verschiedene Personen für die Personensorge und Vermögenssorge zu bestimmen.

D) Schenkung und Testament

Die härtesten Auseinandersetzungen und die hässlichsten Konflikte in einer Familie haben ihren Ausgangspunkt entweder in einer Trennung oder beim Erben. Zur Trennung und Scheidung kann ich Ihnen in diesem Buch nichts sagen, sehr wohl aber etwas zum Erben und Vererben.

„Ich brauch doch kein Testament, das bisschen, was ich zu vererben habe, sollen sich die Kinder untereinander aufteilen."

„Ich habe das alles geregelt, es reicht noch, wenn die Kinder es nach meinem Tod erfahren. Das ist schließlich meine ganz persönliche Sache."

Offensichtlich haben beide Seiten Probleme mit dem Vererben und Erben. Ein Grund ist die Tatsache, dass es dabei oft nicht um eine finanzielle Frage, sondern um eine Frage der Wertschätzung und der Liebe geht. Längst überwundene Kindheitseifersüchteleien brechen wieder auf oder Aufrechnungen über finanzielle oder emotionale Zuwendungen werden als wechselseitige Vorhaltungen ins Feld geführt. Es ist schade, wenn Eltern ihre Kinder in eine solche Konfliktsituation hinein- oder sie durch ihr Nichtstun herbeiführen.

Kinder sind immer Erben. Sie haben damit eine Rechtsposition, auch wenn diese überhaupt nicht im Mittelpunkt stehen sollte. Im Mittelpunkt sollten vielmehr Vertrauen, Offenheit und ein wechselseitiges Verständnis für die Wünsche und Bedürfnisse der Kinder und Enkelkinder stehen.

Machen Sie das Thema „Erben" nicht zum Tabuthema. Reden Sie rechtzeitig und offen im „Familienrat" mit Ihren Kindern darüber. Beziehen Sie dabei – je nach Vermögenslage – auch die Schenkung mit ein, beraten Sie sich notfalls mit einem Fachanwalt oder einem Notar.

Geben Sie mit „warmer Hand", wenn es Ihnen möglich ist, und berücksichtigen Sie die Situation Ihrer Kinder. Dazu noch ein persönlicher Rat. Machen Sie alles nur mit Ihren Kindern aus, nicht mit Ihren Schwiegerkindern. Ich habe es mehrfach erlebt, dass sie es waren, die Zwietracht und böses Blut in solche Gespräche brachten. Erben ist eine Familienangelegenheit und dort sollte sie auch bleiben.

Es gibt eine Reihe von Standard Testamenten, wie das „Berliner Testament". Lassen Sie sich beraten und klären Sie die grundsätzlichen Entscheidungen vorher mit Ihren Kindern. Das beruhigt ungemein und hält die Freundschaft innerhalb der Familie aufrecht.

8. Tod

Schreiben Sie nicht über den Tod. Kein Leser interessiert das. Damit schrecken Sie Ihre Leser nur ab. Diesen Ratschlag erhielt ich von einem Verleger, der Interesse an dem Thema hatte, den Tod aber außen vorlassen wollte. Ich war verwundert, denn der Tod ist die einzige Gewissheit im Leben. Ich beendete meine kurze Beziehung zu diesem Verleger, denn wer den Tod leugnet, kann nicht wirklich leben oder über das Leben schreiben.

Ich habe als Jugendlicher meine Ferien und später meinen Urlaub häufig in Trarego Viggiona verbracht. Morgens baute ich an einem Ferienhaus, am Nachmittag genoss ich die Sonne, den Lago und das italienische Leben - Dolce Vita.

Hoch über dem Lago Maggiore auf der italienischen Seite lebte man wie im Paradies. Der kleine Ort wurde meine zweite Heimat, den ich über alles liebte. Ich war jedes Jahr mehrmals dort, sodass ich die meisten Dorfbewohner kannte. Es waren nicht mehr viele, weil die meisten in den sechziger Jahren nach Mailand oder nach Deutschland ausgewandert waren.

Ich muss ungefähr zwanzig gewesen sein, als die Inhaberin des einzigen kleinen Ladens verstarb. Wir alle mochten sie, weil sie fast zu jeder Tageszeit an der Eingangstür ihres Geschäfts saß und jeden herzlich begrüßte und einige Sätze mit ihm wechselte. Abends saß sie oben im Restaurant und ging von Tisch zu Tisch. Eine Bemerkung hier, ein Gespräch dort und manchmal setzte sie sich und trank einen Wein mit ihren Gästen – auch mit uns. Als sie verstarb – sie war weit über achtzig – waren das ganze Dorf und viele Gäste auf der Beerdigung. So viele Tränen, ein Schluchzen und Weinen, gerötete Augen und zitternde Hände. Wir alle waren betroffen und jeder zeigte auf seine Weise diese Betroffenheit. Danach wurden wir zum Essen und einem Glas Wein eingeladen. Es gab Spaghetti und Pizzen, roten und weißen Wein und danach Grappa. Aus der trauernden Gemeinde wurde zuerst eine heiter erzählende, dann eine lachende und zum Schluss eine tanzende Trauergruppe, der ich anfangs fassungslos gegenüberstand.

„Unwürdig und schamlos," ging es mir durch den Kopf. Ich wollte gehen, bis dann der Pfarrer zu mir kam und mich ansprach. *„Du findest das nicht in Ordnung, es passt nicht zu euch Deutschen." „Ich finde das unmöglich, zuerst heulen sie wie die Schlosshunde, dann lachen und tanzen sie. Das war doch alles nur pure Heuchelei."*

„Nein", sagte er zu mir, „das alles kam aus dem Herzen der Menschen. Du weißt, wie Donna Anina verehrt und geliebt wurde. Sie hatte ein wunderbares Leben, viele gute Freunde und eine großartige Familie. Die Tränen um sie waren echt, kamen aus tiefstem Herzen. Aber sie ist jetzt glücklich, sie ist bei ihrem Schöpfer. Zum Leben gehört der Tod. Auch wenn wir weinen, weil wir einen wunderbaren Menschen verloren haben, so sind wir glücklich, dass er uns so friedlich verlassen durfte. Wir werden Donna Anina nie vergessen. Sie hätte gewollt, dass wir sie mit einer solchen Feier verabschieden. Glaub es mir, mein deutscher Freund."

Ich habe eine gewisse Zeit gebraucht, um zu verstehen. Aber die Art und Weise, wie die Menschen in ihrem Dorf noch jahrelang über sie sprachen, zeigte mir, dass sie weit über den Tod hinaus geachtet und geliebt wurde. Das weinende und das lachende Herz gehörten dort zusammen.

Das hat meine Haltung zum Tod nachhaltig verändert.

Als mein Freund an Krebs erkrankte, war ich zutiefst betroffen. Ich konnte ihm nicht mehr wie früher begegnen. Am liebsten hätte ich unsere Begegnungen auf ein Minimum reduziert. Vielleicht mit der Begründung, dass er krank ist und seine Ruhe braucht. Ich stand in den ersten Wochen völlig neben mir. Dann sah ich, dass er kämpfte, dass er Menschen brauchte, die ihn unterstützen, dass seine Freunde noch wichtiger als früher wurden, dass sich unsere Beziehung dadurch völlig veränderte.

Je länger dieser schmerzhafte Prozess dauerte, desto enger wurde unsere Verbindung, unsere Beziehung, unsere Freundschaft. Je näher der Tod an uns alle herankam, desto mehr wichen die Ängste. Der Tod war allgegenwärtig, aber wir fürchteten ihn nicht mehr. Wir redeten über Vergangenes, über Zukünftiges und genossen den Augenblick. Jede kleinste positive Veränderung wurde überschwänglich begrüßt, jede Verschlechterung seiner Gesundheit mit einer engen und intensiven Umarmung geteilt. Erst in dieser Phase habe ich gelernt, was Freundschaft, Nähe, ja Liebe bedeutet: einem Menschen nahe zu sein, bedingungslos nahe zu sein. Egal, wie es ihm geht und in welcher Situation er sich befindet.

Was will ich damit sagen? Das Leben endet. Der Tod ist gewiss, wir können ihm nicht davonrennen oder uns verstecken. Er kommt manchmal schnell, manchmal quälend langsam, manchmal unerwartet und oft zu früh.

„Wir müssen gut und klug darauf vorbereitet sein", das ist die einzige Antwort auf diese unumstößliche Tatsache. Dazu haben wir – glaube ich – viel gehört. Deshalb können Sie beruhigt leben und genießen. Egal, wie Sie zu „ihm" stehen. SIE haben Ihre Leben gelebt.

8.1 Den letzten Weg mit Würde gehen

„Was für ein furchtbarer Gedanke, einfach ausgelöscht zu werden, zu verblassen und zu verschwinden. Dieser Gedanke macht mich unendlich traurig."

„Sterben! Was für ein schöner Gedanke. Ich kann endlich dieses Leben hinter mir lassen und ins Paradies einziehen."

„Jetzt wo ich alles erreicht habe und glücklich bin, jetzt soll ich gehen. Nein, nein, nein. Ich wehre mich gegen Tod und Teufel."

„Ich hatte ein so erfülltes und glückliches Leben. Dafür bin ich unendlich dankbar. Ich kann mit dem wunderbaren Gefühl gehen, dass mein Leben gelungen ist."

„Seien wir doch mal ehrlich. Das Leben war doch immer mühsam und beschwerlich mit nur ganz wenigen Momenten des Glücks. Und am Ende Krankheit und Leid. Für mich ist der Tod eine Erlösung."

„Ich hänge am Leben – bis zum letzten Atemzug. Ich weiß nicht, was danach kommt, das macht mir Angst."

„Alle Freunde sind gegangen. Das macht mich so traurig und unglücklich. Wenn man am Schluss alleine zurückgeblieben ist, dann geht man gerne."

„Irgendwann hat man genug vom Leben. Es kommt nichts Neues mehr und das, was man kennt, kennt man zum Überdruss. Ich wünsche mir ein schönes, schnelles Ende."

„Wer wird um mich weinen? Wer wird mich vermissen? Wer wird um mich trauern? Ich kann gehen, ohne dass es auffällt. Das sollte ich auch tun."

Ich habe über viele Jahre hinweg diese Stimmen über das Sterben und den Tod gesammelt. Ich kann sie niemandem mehr zuordnen, aber sie sind für mich die Stimmen über den Tod, die alle richtig sind, weil sie die vielen unterschiedlichen Menschen beschreiben, die sich mit dem Tod auseinandergesetzt haben. Vielleicht werden Sie sich in einigen Aussagen wiederfinden, vielleicht haben Sie aber dieses Thema genauso verdrängt wie viele Menschen.

Tod und Sterben sind Tabuthemen, die Sie möglichst niemals anschneiden, die Sie gerne vermeiden wollen, zu denen Sie auch gar keine Meinung haben (wollen). Als Ersatzthema werden gerne Krankheiten beleuchtet und häufig sehr ausführlich besprochen – vor allem die eigenen und vor allem die, die man überwunden hat. Erst wenn man aufgrund einer schweren oder sogar unheilbaren Krankheit gezwungen wird, sich auch mit dem Sterben auseinanderzusetzen, dann tun es die meisten notgedrungen. Auch wenn es dann noch immer schwerfällt, darüber zu reden. Als mein Freund aufgrund seiner schweren Krebserkrankung wusste, dass er bald sterben würde, war diese Hemmschwelle gefallen. Der Tod war kein Tabuthema mehr, er war real, er war nahe, spürbar. Nach diesen Gesprächen war auch mir klar, dass der Tod eine Banalität ist: Er ist unleugbar, er ist gewiss, er ist absolut. Er wird uns bereits mit der Geburt gegeben, wir sind untrennbar mit ihm verbunden. Gibt es eine absolutere Größe als diese Gewissheit?

Für mich heißt die erste und wichtigste Konsequenz daraus: Das Leben in jedem Moment genießen, d.h. die Schönheit des Lebens und der Schöpfung erkennen, aufnehmen und in mir tragen und weitergeben. Leben und Schönheit sind überall, jederzeit und in jeder Situation. Sie sind allgegenwärtig.

Warum aber erkennen so viele Menschen die Schönheit der Schöpfung nicht? Sie haben ein fest gefügtes Wertesystem, das ihnen sagt, was gut und böse oder schön und hässlich ist. Durch diese Brille können Sie wahre Schönheit nicht mehr erkennen, sie sind verblendet, blind oder verwirrt. Jemand scheint in ihnen zu sitzen und ihnen zu sagen: Schlecht, böse, hässlich, gemein, gefällt mir nicht, will ich nicht sehen.

Bevor sie überhaupt einen ernsthaften und offenen Blick auf die Schönheit eines kleinen Teiles dieser Schöpfung geworfen haben, steht ihr Urteil schon fest und sie verschließen sich für jedes Detail oder das Ganze. Gehen Sie also immer wieder und an jedem Ort auf die Suche nach Schönheit. Sei es nach schönen Dingen oder wunderschönen Erlebnissen. Und wenn Sie sich nicht von Ihrer inneren Stimme in die Irre führen lassen, dann werden Sie Schönheit finden, erleben und genießen.

Ein weiteres Problem, das Menschen oft haben, ist eine irrige Vorstellung von Schönheit: Sie verbinden Schönheit oft mit Größe und einem monumentalen Erlebnis. Natürlich ist ein Sonnenuntergang wunderschön, aber schauen Sie einmal in die Augen eines Menschen wie bezaubernd und tiefgründig sie sein können. Im Kleinen liegt oft die verborgene Schönheit und manchmal liegt sie dort nur für Sie. Lassen Sie sich nicht von fremden Menschen sagen, was schön und begehrenswert ist. Suchen Sie sich Ihre eigene Schönheit und genießen Sie sie.

Es gibt für mich noch eine weitere Konsequenz aus der Tatsache, dass meine Leben endlich und damit besonders kostbar ist. Im dritten Lebensabschnitt nehmen die körperlichen Beschwerden und Gebrechen zu. Nichts wird mehr so sein wie früher. Schon das Aufstehen ist mühselig, das Laufen wird schwieriger und manchmal schmerzhaft. Körperliche Gebrechen und Krankheiten häufen sich. Für viele ein Grund zum Jammern und sich zurückzuziehen. Nein, das Gegenteil ist richtig. Das ist für mich ein Grund mich zu freuen und dem Leben noch intensiver zu begegnen und zu genießen. Ich kann noch laufen, ich kann noch denken und reden. Ich bin noch in der Mitte der Gesellschaft, wenn auch mit Einschränkungen. Aber was stört mich das? Suchen Sie immer das Positive und genießen Sie es von ganzem Herzen.

Glück und Unglück, Freude und Traurigkeit, Lachen und Weinen kommen in allererster Linie vom Kopf und dem Herzen. Und das können Sie beeinflussen. Tun Sie es.

Nachwort

Herzlichen Dank, dass Sie mein Ratgeberbuch gekauft und gelesen haben.

Ich würde mich freuen, wenn ich Ihnen ein paar gute Ratschläge für Ihren Lebensabend geben konnte. Dieses Buch lebt von den Erfahrungen der vielen Menschen in meiner Umgebung und auf meinem Lebensweg, auch wenn die Namen verändert wurden, damit die dahinter sich verbergenden Personen ihr Leben in Ruhe weiterführen können. Nicht alle hier auf Ihrem Lebensweg beschriebenen Personen leben noch. Allen Beispielen und Geschichten liegen wahre Begebenheiten zugrunde. Auch wenn ich mir die Freiheit genommen habe, sie für Sie ein wenig zu verändern.

Bedanken möchte ich mich bei allen, die mir geholfen haben, dieses Buch zu schreiben: Ideengeber, Ratgeber, Tippgeber, Rechtschreiber und bei den wunderbaren Menschen, die mich in den letzten Jahren begleitet haben – meine Familie, meine Freunde, meine Kolleginnen und Kollegen und nicht zuletzt den sehr guten Ärzten. Sie alle werden sich in diesem Buch wiederfinden.

Dieses Buch lebt (auch weiterhin) und Sie können daran mitwirken. Schicken Sie mir Ihre Geschichten, Fragen und Anregungen, damit ich sie in dieses Buch oder in ein nächstes mit aufnehmen kann. Ich freue mich.

Im August / September 2017 habe ich dieses Buch überarbeitet. Ich habe die vielen Anregungen meiner Leser und Zuhörer aufgegriffen und eingearbeitet. Dafür möchte ich allen danken, die sich die Mühe gemacht haben, konstruktiv an diesem Buch mitzuarbeiten. Herzlichen Dank.

Über meine Homepage können Sie jederzeit mit mir Kontakt aufnehmen: http://RaimundBayer.jimdo.com oder über raimundbayer@web.de.

Zum Schluss ein Hinweis „in eigener Sache". Ich bin ein Mann und viele Beispiele sind aus dieser Sicht geschrieben. Ich hoffe, ich habe meine Leserinnen damit nicht erschreckt oder gar brüskiert. Das täte mir sehr leid und dafür würde ich mich auch entschuldigen. Dennoch glaube ich, dass dieses Buch sowohl für meine Leserinnen, als auch meine Leser gleichermaßen wertvoll sein kann.

Vielleicht können vor allem Sie, meine Damen, durch Ihre Anregungen und Beispiele dieses Buch ergänzen und abrunden. Auch das würde mich freuen.

Herzlichen Dank

Ihr Raimund Bayer

Impressum: Raimund Bayer, Egestorffstraße 55 b, 12307 Berlin

Mail: RaimundBayer@web.de

Web: http://RaimundBayer.jimdo.com

Berlin, den 28. September 2017

www.ingramcontent.com/pod-product-compliance
Lightning Source LLC
Chambersburg PA
CBHW062006280526
45787CB00005B/1991